SANIKA THAKUR
USHA SHENOY
ANANYA HAZARE

Inteligência artificial em ortodontia

SANIKA THAKUR
USHA SHENOY
ANANYA HAZARE

Inteligência artificial em ortodontia

Melhorar a precisão, a eficiência e os sorrisos

ScienciaScripts

Imprint

Cover image: www.ingimage.com

This book is a translation from the original published under ISBN 978-620-6-77945-2.

Publisher:
Sciencia Scripts
is a trademark of
Dodo Books Indian Ocean Ltd. and OmniScriptum S.R.L publishing group

120 High Road, East Finchley, London, N2 9ED, United Kingdom
Str. Armeneasca 28/1, office 1, Chisinau MD-2012, Republic of Moldova, Europe
Printed at: see last page
ISBN: 978-620-7-62754-7

INTELIGÊNCIA ARTIFICIAL EM ORTODONTIA

ÍNDICE

INTRODUÇÃO

A Inteligência Artificial (IA) é uma ciência ou tecnologia em virtude da qual as máquinas inculcam a inteligência humana através da implementação de algoritmos inteligentes. Pode ser definida como a ciência e a engenharia da construção de máquinas inteligentes com a ajuda de programas informáticos inteligentes. Está relacionada com o trabalho dos sistemas informáticos que compreendem a inteligência humana, não se limitando a métodos biologicamente observáveis.[1]

O comportamento inteligente pode ser atribuído a duas qualidades principais - o formalismo lógico e a tomada de decisões. Os sistemas que possuem inteligência artificial devem ser capazes de tomar decisões automatizadas e responder às mudanças do ambiente (à medida que mudamos o conhecimento). As máquinas têm de compreender esta lógica e tomar as decisões enquanto interagem com o ambiente para produzir um resultado inteligente. Para construir sistemas de raciocínio automatizados, têm sido tradicionalmente utilizadas abordagens clássicas baseadas na lógica.

A IA tem alguns ramos como - IA lógica, pesquisa, representação e inferência, aprendizagem a partir da experiência, reconhecimento de padrões, conhecimento e raciocínio de senso comum, planeamento, epistemologia, programação genética, ontologia, heurística.

A IA oferece uma vasta gama de aplicações em termos de jogos, visão computacional, reconhecimento de voz, sistemas especializados, processamento de linguagem natural e classificação heurística. [1]

Esta investigação baseia-se mais numa aplicação do que no aspeto teórico da IA. Pode ser generalizada como uma aplicação que compreende e imita um especialista humano (um ortodontista) para resolver um problema de otimização com uma capacidade de computação tão elevada como a de um sistema informático normal. Formalizar os factos e as restrições de senso comum e, em seguida, conceber um algoritmo logicamente sólido para resolver as restrições e produzir uma solução óptima são duas partes principais do mecanismo de otimização. A utilização de um modelo 3D do mundo real para a avaliação de parâmetros para gerar uma única matriz de entrada para o algoritmo é uma parte do pré-processamento para a otimização. Assim, esta convergência e automatização da IA e da Ortodontia para o tratamento da má oclusão minimizará as diferenças e os erros do trabalho manual e reduzirá a força de trabalho, poupando tempo e custos ao minimizar a sequência biológica iterativa do diagnóstico.

Atualmente, os cuidados dentários podem ser dispendiosos e de difícil acesso, especialmente se viver em zonas rurais. O maior desafio nos cuidados dentários é o custo. De acordo com um estudo do National Health and Nutrition Examination Survey, cerca de 65% da população poderia receber tratamento de um ortodontista[2]. Mas são as pessoas com rendimentos mais elevados que podem pagar a maior parte dos tratamentos

A ortodontia baseada na IA divide-se em duas fases principais - geração de dados e otimização. O input para o problema é a imagem 3D simples e o output deste processo é a sequência de fixações necessárias para corrigir o modelo torto por um ortodontista.

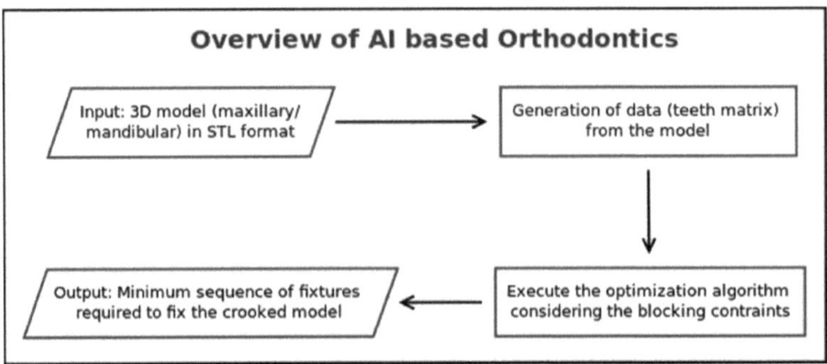

História da Inteligência Artificial

- Sócrates: "Quero saber qual é a caraterística da piedade que torna todas as acções piedosas... para que eu possa recorrer a ela e usá-la como padrão para julgar as tuas acções e as dos outros homens" (algoritmo)
- Aristóteles: Tentativa de formular leis da parte racional da mente. Acreditava numa outra parte, a razão intuitiva

  Filosofia: Dualismo vs. materialismo [3]
- René Descartes (1596-1650): *dualismo* (parte da mente que está fora da natureza)
- *Materialismo*. Wilhelm Leibniz (1646-1716) construiu um dispositivo mecânico para efetuar operações mentais; não conseguiu produzir resultados interessantes

[1943-1955] A gestação da inteligência artificial

- McCulloch & Pitts: modelo de neurónios artificiais
- Hebb: regra de atualização simples para modificar as forças de ligação entre os neurónios (aprendizagem hebbiana)

- Dois estudantes universitários de Harvard, Marvin Minsky e Dean Edmonds, construíram o primeiro computador de rede neuronal em 1950. O SNARL, como era chamado, utilizava 3000 tubos de vácuo e um mecanismo de piloto automático excedente de um bombardeiro B-24 para simular uma rede de 40 neurónios.
- Alan Turing deu palestras sobre o tema já em 1947 na Sociedade Matemática de Londres e articulou uma agenda persuasiva no seu artigo de 1950 "Computing Machinery and Intelligence".[4] Nesse artigo, introduziu o Teste de Turing, a aprendizagem automática, os algoritmos genéticos e a aprendizagem por reforço.

[1956] O nascimento da inteligência artificial

- John McCarthy mudou-se para o Dartmouth College. Convenceu Minsky, Claude Shannon e Nathaniel Rochester a ajudá-lo a reunir investigadores norte-americanos interessados na teoria dos autómatos, nas redes neuronais e no estudo da inteligência. Eles organizaram um workshop de dois meses em Dartmouth no verão de 1956.[5]

- 10 homens sobre inteligência artificial foi realizado durante o verão de 1956 no Dartmouth College em Hanover, New Hampshire. O estudo foi realizado com base na conjetura de que todos os aspectos da aprendizagem ou qualquer outra caraterística da inteligência podem, em princípio, ser descritos de forma tão precisa que uma máquina pode ser feita para os simular. Foi feita uma tentativa para descobrir como fazer com que as máquinas utilizassem a linguagem, formassem abstracções e conceitos, resolvessem tipos de problemas atualmente reservados aos seres humanos e se aperfeiçoassem.

[1952-1968] Entusiasmo inicial, grandes expectativas

- Solucionador Geral de Problemas (GPS). Este programa foi concebido desde o início para imitar os protocolos de resolução de problemas humanos. Dentro da classe limitada de puzzles que podia resolver, verificou-se que a ordem pela qual o programa considerava os objectivos secundários e as acções possíveis era semelhante à ordem pela qual os humanos abordavam os mesmos problemas.

- McCarthy definiu a linguagem de alto nível Lisp, que viria a tornar-se a linguagem de programação de IA dominante nos 30 anos seguintes.

- Minsky: micromundos, problemas de domínio limitado (integração do cálculo, problemas de analogia geométrica, mundo dos blocos).
- Herbert Simon, 1965: "As máquinas serão capazes, dentro de vinte anos, de fazer qualquer trabalho que um homem possa fazer."
- Simon afirmou que dentro de 10 anos um computador seria campeão de xadrez e que um teorema matemático importante seria provado por uma máquina.

[1969-1990] desenvolvimento da IA

- (1969) O livro Perceptrons de Minsky e Papert provou que os perceptrons podiam representar muito pouco. Apesar de os seus resultados não se aplicarem a redes multicamadas mais complexas, o financiamento da investigação sobre redes neuronais rapidamente se reduziu a quase nada.
- (1973) O Parlamento britânico pediu ao Professor Sir James Lighthill que avaliasse o estado da investigação sobre IA no Reino Unido. Mencionou especificamente o problema da "explosão combinatória" ou

"intratabilidade", o que implicava que muitos dos algoritmos mais bem sucedidos da IA ficariam bloqueados em problemas do mundo real e só seriam adequados para resolver versões "de brincar".

- Sistemas baseados no conhecimento - Utilizam conhecimentos específicos de um domínio em vez de um mecanismo de pesquisa de objetivo geral que tenta reunir passos de raciocínio elementares para encontrar soluções completas. O conhecimento específico de um domínio permite passos de raciocínio mais amplos e pode tratar mais facilmente casos típicos em áreas de especialização restritas.
- O MYCIN foi utilizado para diagnosticar infecções sanguíneas. Com cerca de 450 regras, o MYCIN foi capaz de atuar consideravelmente melhor do que os médicos em formação.

O regresso das redes neuronais

- Em meados da década de 1980, pelo menos quatro grupos diferentes reinventaram o algoritmo de aprendizagem de retropropagação descoberto pela primeira vez em 1969. Os chamados modelos conexionistas de sistemas inteligentes eram vistos por alguns como concorrentes directos dos modelos simbólicos promovidos por Newell e Simon e da abordagem logicista de McCarthy e outros.

- O ponto de vista atual é que as abordagens conexionista e simbólica são complementares e não concorrentes. Tal como aconteceu com a separação entre a IA e a ciência cognitiva, a investigação moderna sobre redes neuronais bifurcou-se em dois domínios: um que se preocupa com a criação de arquitecturas e algoritmos de rede eficazes e com a compreensão das suas propriedades matemáticas; o outro que se preocupa com a modelação cuidadosa das propriedades empíricas dos neurónios reais e dos conjuntos de neurónios.

A IA adopta o método científico

- Este isolacionismo está atualmente a ser abandonado. Reconhece-se que a aprendizagem automática não deve ser isolada da teoria da informação, que o raciocínio incerto não deve ser isolado da modelização estocástica, que a pesquisa não deve ser isolada da otimização e do controlo clássicos e que o raciocínio automatizado não deve ser isolado dos métodos formais e da análise estática. É agora possível replicar experiências utilizando repositórios partilhados de dados de teste e de código.

[1995-presente] A emergência de agentes inteligentes

- Um dos ambientes mais importantes para os agentes inteligentes é a Internet. Os sistemas Al tornaram-se tão comuns nas aplicações baseadas na Web que o sufixo "-bot" entrou na linguagem corrente.
- A constatação de que os subcampos da IA, anteriormente isolados, poderão ter de ser reorganizados para que os seus resultados possam ser interligados. A IA tem vindo a entrar em contacto muito mais estreito com outros domínios, como a teoria do controlo e a economia, que também lidam com agentes.
- A Inteligência Artificial Geral ou AGI procura um algoritmo universal para aprender e atuar em qualquer ambiente.

A disponibilidade de conjuntos de dados muito grandes

- Ao longo dos 60 anos de história da ciência da computação, a ênfase tem sido colocada no algoritmo como o principal objeto de estudo. Mas alguns trabalhos recentes em Al sugerem que, para muitos problemas, faz mais sentido preocuparmo-nos com os dados e sermos menos exigentes quanto ao algoritmo a aplicar. Mais dados permitem uma melhoria significativa da qualidade com o mesmo algoritmo.

Revolução da aprendizagem profunda

- Avanços significativos na aprendizagem automática, especialmente na aprendizagem profunda (redes neuronais)
- O reconhecimento da fala e a visão computacional são dominados pela aprendizagem profunda

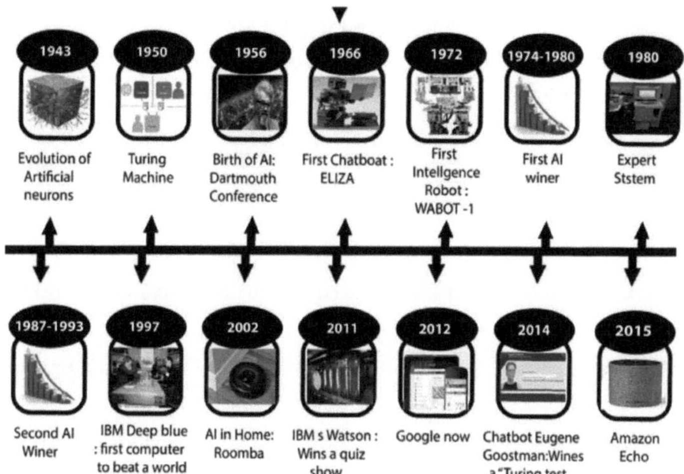
1943
1950
1956
1966
1972
1974-1980
1980
Evolution of Artificial neurons
Turing Machine
Birth of AI: Dartmouth Conference
First Chatboat : ELIZA
First Intellgence Robot : WABOT -1
First AI winer
Expert Ststem
1987-1993
1997
2002
2011
2012
2014
2015
Second AI Winer
IBM Deep blue : first computer to beat a world chess champion
AI in Home: Roomba
IBM s Watson : Wins a quiz show
Google now
Chatbot Eugene Goostman:Wines a "Turing test
Amazon Echo

TERMINOLOGIAS

A inteligência artificial é designada como uma capacidade das máquinas que exibe uma forma de inteligência própria. O objetivo era desenvolver máquinas capazes de aprender através dos dados para poderem resolver os problemas. "Artificial" significa algo feito por humanos ou coisas não naturais e "Inteligência" significa a capacidade de compreender ou pensar em conformidade. Outra definição poderia ser que **"a IA é basicamente o estudo do treino da máquina para imitar um cérebro humano e as suas capacidades de pensamento"**.

A aprendizagem automática faz parte da IA, que depende de algoritmos para prever resultados com base num conjunto de dados. O objetivo da aprendizagem automática é permitir que as máquinas aprendam com os dados para poderem resolver problemas sem intervenção humana. A aprendizagem **automática** é um sistema de algoritmos informáticos que pode aprender com exemplos através do auto-aperfeiçoamento sem ser explicitamente codificado por um programador. A aprendizagem automática é uma parte da inteligência artificial que combina dados com ferramentas estatísticas para prever um resultado que pode ser utilizado para obter informações accionáveis.

Passos:

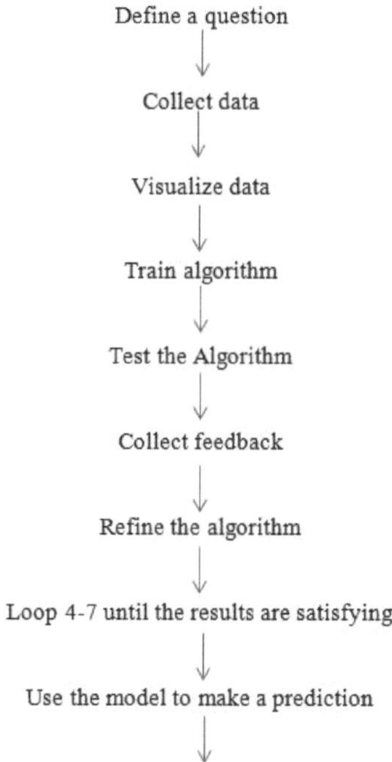

A aprendizagem automática pode ser dividida em dois grupos:

1. ML supervisionado
2. **ML** não supervisionado

1. Aprendizagem supervisionada:

Um algoritmo utiliza dados de treino e feedback de humanos para aprender a relação entre determinados dados de entrada e um determinado resultado. Por exemplo, um profissional pode utilizar dados de entrada de vários acessórios para alinhadores para prever o movimento dos dentes. É possível utilizar a aprendizagem supervisionada quando os dados de saída são conhecidos. O algoritmo irá prever novos dados.

Existem duas categorias de aprendizagem supervisionada:

1. Tarefa de classificação
2. Tarefa de regressão

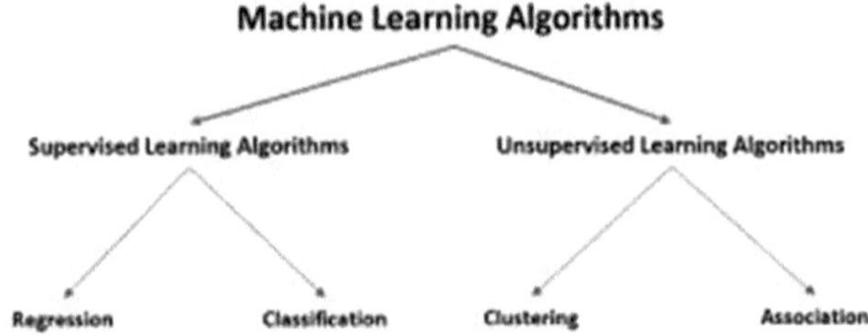

Classificação

Imaginemos que se pretende prever o género de um paciente com uma má oclusão. Começa-se por recolher na base de dados dados dados sobre a altura, o peso, a idade, o historial médico e dentário, etc. Sabe-se o género de cada um dos pacientes; só pode ser masculino ou feminino. O objetivo do classificador será atribuir uma probabilidade de ser homem ou mulher com base na informação. Quando o modelo aprendeu a reconhecer o género masculino ou feminino, é possível utilizar novos dados para fazer uma previsão. Se o classificador predizer masculino = 70%, significa que o algoritmo tem 70% de certeza de que este doente é um homem e 30% de que é uma mulher.

Regressão

Quando o resultado é um valor contínuo, a tarefa é uma regressão.

2. Aprendizagem não supervisionada

Na aprendizagem não supervisionada, um algoritmo explora os dados de entrada sem receber uma variável de saída explícita.

Pode ser utilizado quando não sabe como classificar os dados e pretende que o algoritmo encontre padrões e classifique os dados por si.

A aprendizagem não supervisionada é um tipo de aprendizagem automática em que os modelos são treinados utilizando um conjunto de dados não rotulados e podem atuar sobre esses dados sem qualquer supervisão.

Suponhamos que o algoritmo de aprendizagem não supervisionada recebe um conjunto de dados de entrada que contém imagens de diferentes tipos de má oclusão. O algoritmo nunca foi treinado com o conjunto de dados dado, o que significa que não tem qualquer ideia sobre as características do conjunto de dados. A tarefa do algoritmo de aprendizagem não supervisionada é identificar as características da imagem por si só. O algoritmo de aprendizagem não supervisionada executa esta tarefa agrupando o conjunto de dados de imagens em grupos de acordo com as semelhanças entre as imagens.

Agrupamento: A agregação é um método de agrupar os objectos em clusters, de modo a que os objectos com mais semelhanças permaneçam num grupo e tenham menos ou nenhumas semelhanças com os objectos de outro grupo. A análise de clusters encontra os pontos comuns entre os objectos de dados e categoriza-os de acordo com a presença e ausência desses pontos comuns.

Associação: Uma regra de associação é um método de aprendizagem não supervisionado que é utilizado para encontrar as relações entre variáveis numa grande base de dados. Determina o conjunto de itens que ocorrem em conjunto no conjunto de dados. A regra de associação torna a estratégia de marketing mais eficaz.

Vantagens da aprendizagem não supervisionada

- A aprendizagem não supervisionada é utilizada para tarefas mais complexas em comparação com a aprendizagem supervisionada porque, na aprendizagem não supervisionada, os dados de entrada rotulados não estão disponíveis.

- A aprendizagem não supervisionada é preferível, uma vez que é fácil obter dados não etiquetados em comparação com dados etiquetados.

Desvantagens da aprendizagem não supervisionada

- A aprendizagem não supervisionada é intrinsecamente mais difícil do que a aprendizagem supervisionada, uma vez que não tem um resultado correspondente.
- O resultado do algoritmo de aprendizagem não supervisionada pode ser menos preciso, uma vez que os dados de entrada não são rotulados e os algoritmos não conhecem antecipadamente o resultado exato.

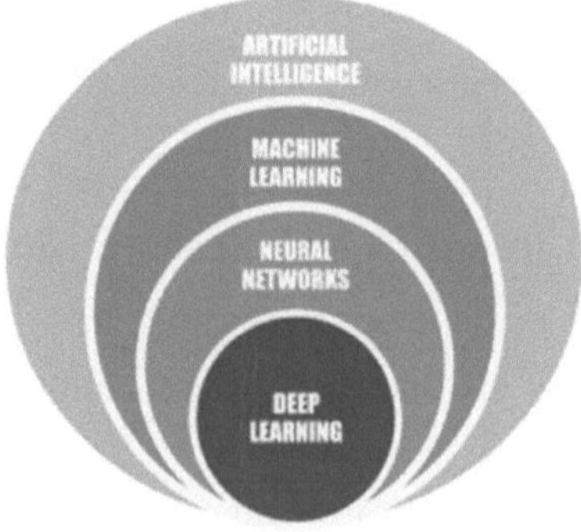

As redes neuronais são um conjunto de algoritmos que calculam sinais através de neurónios artificiais. O objetivo das redes neuronais é criar redes neuronais que funcionem como o cérebro humano.

As redes neuronais, também conhecidas como redes neuronais artificiais (RNA) ou redes neuronais simuladas (SNN), são um subconjunto da aprendizagem automática e estão no centro dos algoritmos de aprendizagem profunda. O seu nome e estrutura são inspirados no cérebro humano, imitando a forma como os neurónios biológicos enviam sinais uns aos outros.

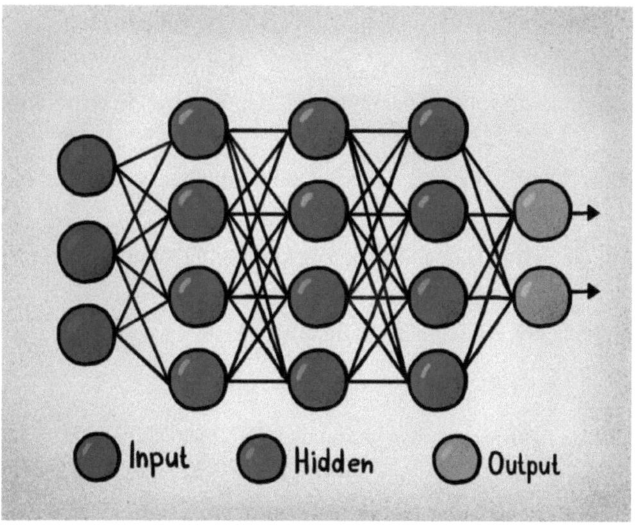

As redes neuronais artificiais (RNA) são compostas por camadas de nós, contendo uma camada de entrada, uma ou mais camadas ocultas e uma camada de saída. Cada nó, ou neurónio artificial, liga-se a outro e tem um peso e um limiar associados. Se a saída de qualquer nó individual estiver acima do valor de limiar especificado, esse nó é ativado, enviando dados para a camada seguinte da rede. Caso contrário, nenhum dado é transmitido para a camada seguinte da rede. As redes neuronais dependem de dados de treino para aprender e melhorar a sua precisão ao longo do tempo. No entanto, quando estes algoritmos de aprendizagem são aperfeiçoados para obterem precisão, são ferramentas poderosas na informática e na inteligência artificial, permitindo-nos classificar e agrupar dados a grande velocidade. As tarefas de reconhecimento de voz ou de imagem podem demorar minutos ou horas, quando comparadas com a identificação manual efectuada por especialistas humanos

As redes neuronais convolucionais (CNN) são semelhantes às redes feedforward, mas são normalmente utilizadas para reconhecimento de imagens, reconhecimento de padrões e/ou visão computacional. Estas redes utilizam princípios da álgebra linear, em particular a multiplicação de matrizes, para identificar padrões numa imagem.

As redes neuronais recorrentes (RNN) são identificadas pelos seus circuitos de feedback. Estes algoritmos de aprendizagem são principalmente utilizados quando se utilizam dados de séries temporais para fazer previsões sobre resultados futuros.

Uma camada é constituída por pequenas unidades individuais denominadas neurónios. Um **neurónio** de uma rede neuronal pode ser melhor compreendido com a ajuda de neurónios biológicos. Um neurónio artificial é semelhante a um neurónio biológico. Recebe informação dos outros neurónios, efectua algum processamento e produz uma saída.

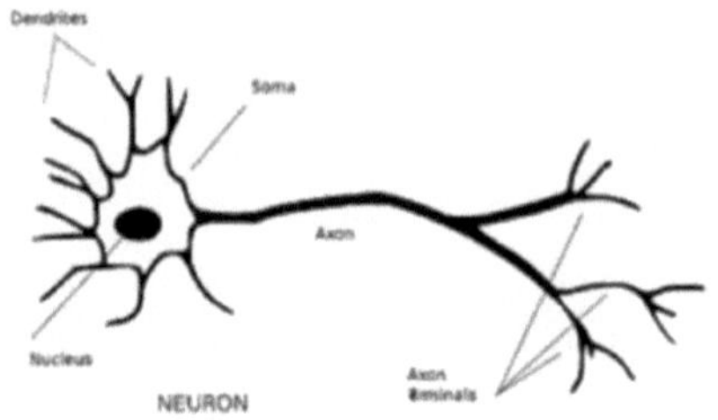

Biological Neuron

Um neurónio artificial-

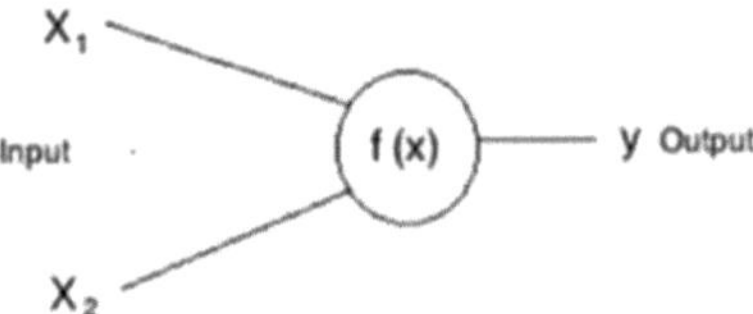

Aqui, **X1** e **X2** são entradas para os neurónios artificiais, **f(X)** representa o processamento efectuado nas entradas e **y** representa a saída do neurónio.

A rede neuronal tem 3 camadas:

Camada de entrada - A primeira é a camada de entrada. Esta camada aceita os dados e transmite-os ao resto da rede.

Camada oculta - O segundo tipo de camada é designado por camada oculta. As camadas ocultas são em número de uma ou mais numa rede neuronal. No caso acima, o número é 1. As camadas ocultas são as verdadeiras responsáveis pelo excelente desempenho e complexidade das redes neuronais. Desempenham várias funções ao mesmo tempo, como a transformação de dados, a criação automática de características, etc.

Camada de saída - O último tipo de camada é a camada de saída. A camada de saída contém o resultado ou a saída do problema. As imagens em bruto são passadas para a camada de entrada e recebemos o resultado na camada de saída.

A aprendizagem profunda é uma componente da aprendizagem automática que utiliza a rede com diferentes camadas computacionais numa rede neural profunda para analisar os dados de entrada. O objetivo da aprendizagem profunda é construir uma rede neural que identifique automaticamente padrões para melhorar a deteção de características. A aprendizagem profunda utiliza as redes neuronais para imitar o comportamento do cérebro humano. Os algoritmos de aprendizagem profunda centram-se no mecanismo de processamento de padrões de informação para possivelmente identificar os padrões, tal como faz o cérebro humano, e classificar a informação em conformidade. O DL funciona com conjuntos de dados maiores do que o ML e o mecanismo de previsão é auto-administrado pelas máquinas.

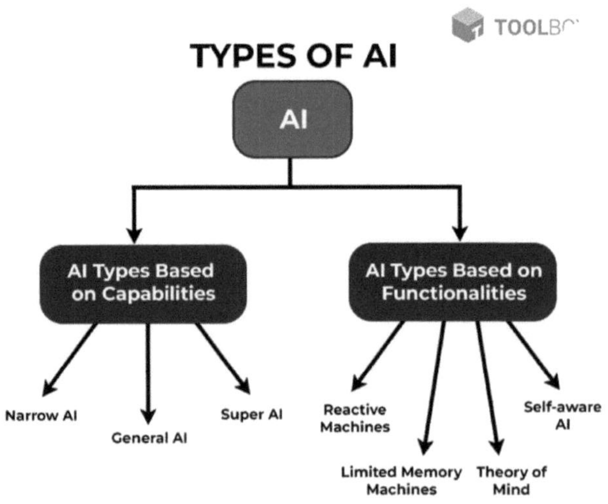

IA NARRADA

A IA estreita é uma IA orientada para um objetivo, treinada para executar uma tarefa específica. A inteligência artificial a que assistimos atualmente à nossa volta é uma forma de IA restrita. Exemplos de IA estreita são o Siri da Apple. A IA estreita é também designada por IA fraca, uma vez que funciona dentro de um conjunto limitado e pré-definido de parâmetros, restrições e contextos.

IA GERAL

A IA geral é uma versão da IA que executa qualquer tarefa intelectual com uma eficiência semelhante à humana. O objetivo da IA geral é conceber um sistema capaz de pensar por si próprio, tal como os seres humanos. Atualmente, a IA geral ainda está a ser investigada e estão a ser feitos esforços para desenvolver máquinas com capacidades cognitivas melhoradas.

SUPER IA

A super IA é a versão da IA que ultrapassa a inteligência humana e pode realizar qualquer tarefa melhor do que um ser humano. As capacidades de uma máquina com super IA incluem pensar, raciocinar, resolver um puzzle, fazer juízos, aprender e comunicar por si própria. Atualmente, a super IA é um conceito hipotético, mas representa o futuro da IA.

MÁQUINAS REACTIVAS

As máquinas reactivas são tipos básicos de IA que não armazenam experiências passadas ou memórias para acções futuras. Estes sistemas concentram-se nos cenários actuais e reagem a eles com base na melhor ação possível.

MÁQUINAS DE MEMÓRIA LIMITADA

As máquinas com memória limitada podem armazenar e utilizar experiências ou dados passados durante um curto período de tempo. Por exemplo, um automóvel autónomo pode armazenar as velocidades dos veículos nas suas imediações, as respectivas distâncias, os limites de velocidade e outras informações relevantes para navegar no trânsito.

TEORIA DA MENTE

A teoria da mente refere-se ao tipo de IA que pode compreender as emoções e crenças humanas e interagir socialmente como os seres humanos. Este tipo de IA ainda não foi desenvolvido, mas está a ser estudado para o futuro.

IA AUTOCONHECIDA

A IA autoconsciente diz respeito a máquinas superinteligentes com a sua consciência, sentimentos, emoções e crenças. Espera-se que estes sistemas sejam mais inteligentes do que uma mente humana e que nos possam superar em tarefas específicas. A IA autoconsciente é ainda uma realidade distante, mas estão a ser feitos esforços nesse sentido.

OBJECTIVOS DA INTELIGÊNCIA ARTIFICIAL

- Desenvolver a capacidade de resolução de problemas
- Incorporar a representação do conhecimento.
- Facilitar o planeamento.
- Permitir a aprendizagem contínua.
- Incentivar a inteligência social.
- Promover a criatividade.
- Alcançar a inteligência geral.
- Promover a sinergia entre os seres humanos e a IA.

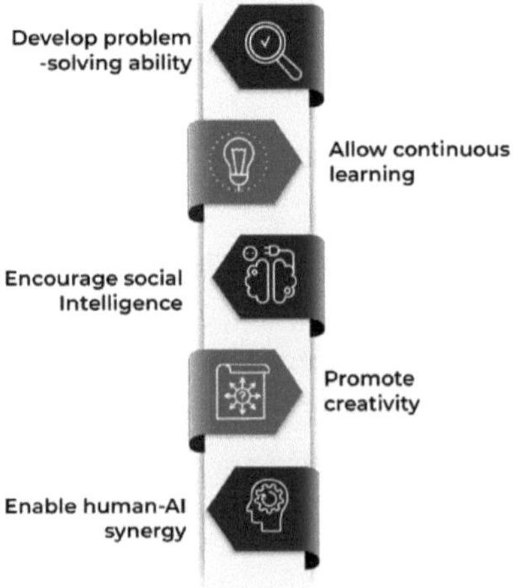

Desenvolver a capacidade de resolução de problemas

A investigação em IA centra-se no desenvolvimento de algoritmos eficientes de resolução de problemas que possam fazer deduções lógicas e simular o raciocínio humano na resolução de puzzles complexos. Os sistemas de IA oferecem métodos para lidar com situações incertas ou lidar com o enigma da informação incompleta, empregando a teoria das probabilidades, como um sistema de previsão do mercado bolsista. A capacidade de resolução de problemas da IA torna a nossa vida mais fácil, uma vez que as tarefas complexas podem ser atribuídas a sistemas de IA fiáveis que podem ajudar a simplificar trabalhos críticos.

Incorporar a representação do conhecimento

A investigação em IA gira em torno da ideia de representação do conhecimento e de engenharia do conhecimento. Está relacionada com a representação do "que é conhecido" pelas máquinas com a ontologia de um conjunto de objectos, relações e conceitos.

A representação revela informações do mundo real que um computador utiliza para resolver problemas complexos da vida real, como o diagnóstico de uma doença médica ou a interação com seres humanos em linguagem natural. Os investigadores podem utilizar a informação representada para expandir a base de conhecimentos de IA e afinar e otimizar os seus modelos de IA para atingir os objectivos desejados.

Facilitar o planeamento

Os agentes inteligentes proporcionam uma forma de perspetivar o futuro. O planeamento baseado em IA determina um curso de ação processual para um sistema atingir os seus objectivos e optimiza o desempenho global através de análises preditivas, análise de dados, previsões e modelos de otimização.

Com a ajuda da IA, podemos fazer previsões futuras e determinar as consequências das nossas acções. O planeamento é relevante para a robótica, os sistemas autónomos, os assistentes cognitivos e a cibersegurança.

Permitir a aprendizagem contínua

A aprendizagem é fundamental para as soluções de IA. Conceptualmente, a aprendizagem implica a capacidade de os algoritmos informáticos melhorarem os conhecimentos de um programa de IA através de observações e experiências passadas. Tecnicamente, os programas de IA processam uma coleção de pares de entrada-saída para uma função definida e utilizam os resultados para prever os resultados de novas entradas.

A IA utiliza principalmente dois modelos de aprendizagem - supervisionado e não supervisionado - em que a principal distinção reside na utilização de conjuntos de dados rotulados. Como os sistemas de IA aprendem de forma autónoma, requerem uma intervenção humana mínima ou nula. Por exemplo, o ML define um processo de aprendizagem automatizado.

Incentivar a inteligência social

A computação afectiva, também designada por "IA emocional", é o ramo da IA que reconhece, interpreta e simula experiências, sentimentos e emoções humanas. Com a computação afectiva, os computadores podem ler expressões faciais, linguagem corporal e tons de voz para permitir que os sistemas de IA interajam e socializem a nível humano. Assim, os esforços de investigação estão orientados para a ampliação da inteligência social das máquinas.

Promover a criatividade

A IA promove a criatividade e o pensamento artificial que podem ajudar os seres humanos a realizar melhor as tarefas. A IA pode analisar grandes volumes de dados, considerar opções e alternativas e desenvolver caminhos criativos ou oportunidades para progredirmos.

Oferece também uma plataforma para aumentar e reforçar a criatividade, uma vez que a IA pode desenvolver muitas ideias e conceitos inovadores que podem inspirar e impulsionar o processo criativo global. Por exemplo, um sistema de IA pode fornecer várias opções de design de interiores para a disposição de um apartamento em 3D.

Alcançar a inteligência geral

Os investigadores de IA têm como objetivo desenvolver máquinas com capacidades gerais de IA que combinem todas as capacidades cognitivas dos seres humanos e realizem tarefas com maior proficiência do que nós. Isto pode aumentar a produtividade geral, uma vez que as tarefas serão executadas com maior eficiência e libertar os humanos de tarefas arriscadas, como a desativação de bombas.

Promover a sinergia entre o ser humano e a IA

Um dos principais objectivos da IA é desenvolver uma sinergia entre a IA e os seres humanos para que possam trabalhar em conjunto e melhorar as capacidades uns dos outros, em vez de dependerem apenas de um sistema.

INTELIGÊNCIA ARTIFICIAL NA MEDICINA DENTÁRIA

PARA O ENSINO DENTÁRIO

Desde a sua criação na década de 1980, o domínio dos sistemas de tutoria inteligentes registou grandes avanços. A IA é habitualmente utilizada no domínio da educação dentária para criar cenários que imitam o trabalho clínico em pacientes e reduzem todos os riscos associados à formação num paciente vivo. Como resultado, o feedback pré-clínico dos estudantes sobre os pacientes virtuais melhorou drasticamente. A interfase interactiva produz ambientes de aprendizagem de alta qualidade, permitindo que os estudantes avaliem o seu trabalho e o comparem com o ideal. Numerosas avaliações da eficácia destes sistemas demonstraram que, em comparação com as unidades de simuladores tradicionais, estes sistemas permitem que os estudantes atinjam mais rapidamente níveis de competências baseados em competências. (7)

PARA A GESTÃO DOS DOENTES

Os assistentes dentários virtuais alimentados por inteligência artificial podem efetuar uma série de tarefas no consultório dentário com maior precisão e menos erros, utilizando, consequentemente, menos pessoal. Pode ajudar numa variedade de tarefas, incluindo diagnóstico clínico, planeamento de tratamentos, marcação de consultas, gestão de seguros e de documentação, e muitas outras. Conhecer o historial médico do doente e os seus hábitos, como fumar e beber, é muito importante para o dentista. O doente tem a possibilidade de recorrer à teleassistência de urgência em caso de crise dentária, nomeadamente se o médico não estiver disponível.[8]

PARA TRATAMENTO, PROGNÓSTICO E DIAGNÓSTICO

A inteligência artificial pode ser utilizada para diagnosticar e curar doenças da cavidade oral, bem como para identificar e classificar mucosas com alterações suspeitas que tenham sofrido modificações pré-malignas e malignas. A predisposição genética para o cancro oral numa população alargada pode ser adequadamente identificada pela inteligência artificial. Um sistema de aprendizagem automática baseado em IA é uma ferramenta útil para prever o prognóstico dentário à luz do plano de tratamento. Um plano de tratamento extenso deve ser examinado minuciosamente para avaliar o prognóstico de um dente em termos de saúde e função dentária a longo prazo. [9]

EM RADIOLOGIA DENTÁRIA

A IA está a encontrar cada vez mais o seu caminho através da radiologia em medicina dentária, com uma maior ênfase nos procedimentos de diagnóstico em termos de RVGS/IOPA digital, digitalizações 3D e CBCT. Pode ser recolhida e processada uma grande quantidade de dados para desenvolver uma IA que ajude a acelerar o diagnóstico e o planeamento do tratamento. [10]

NO DOMÍNIO DA CIRURGIA ORAL E MAXILOFACIAL

A principal aplicação da inteligência artificial na cirurgia oral é o desenvolvimento da cirurgia robótica, na qual os movimentos do corpo humano e o intelecto são reproduzidos. A cirurgia da articulação temporomandibular (ATM), a remoção de tumores e objectos estranhos, as biópsias e os implantes dentários são algumas das técnicas de cirurgia craniana guiadas por imagem que têm tido êxito em contextos clínicos. Mesmo quando realizada por cirurgiões qualificados, os exames comparativos da cirurgia de implantes orais mostram um aumento notável da precisão quando comparada com a abordagem à mão livre. Há relatos de tempos de operação mais curtos, maior precisão intra-operatória e manipulação mais segura em torno de estruturas frágeis. Com a orientação por imagem, é possível efetuar uma ressecção cirúrgica mais completa, reduzindo potencialmente a necessidade de procedimentos de revisão.[8] A IA revolucionou a cirurgia e existem atualmente vários cirurgiões robóticos que realizam procedimentos cirúrgicos semi-automatizados com uma eficiência crescente sob a orientação de um cirurgião qualificado. [7]

EM PRÓTESE DENTÁRIA

A fim de fornecer ao paciente a melhor prótese cosmética, um assistente de desenho chamado RaPid para utilização em prótese dentária fundiu vários factores, tais como cálculos antropológicos, proporções faciais, etnia e preferências do paciente. O RaPiD utiliza uma representação baseada na lógica como estrutura unificadora para ligar bases de dados, sistemas baseados no conhecimento e desenho assistido por computador.[8] O desenvolvimento de redes neuronais permitiu que os laboratórios dentários utilizassem a IA para conceber autonomamente restaurações dentárias de ponta que cumprem os mais elevados critérios de ajuste, função e estética.[10]

EM ENDODOTNICS

Na endodontia, a inteligência artificial está a ganhar maior relevância. A sua importância no planeamento do tratamento endodôntico e no diagnóstico de doenças está a aumentar neste momento. Mesmo alterações triviais a minúsculas ao nível de um único pixel, que o olho humano poderia não detetar, podem ser encontradas utilizando redes baseadas em IA. A IA ajuda na deteção de lesões periapicais, na deteção de fracturas radiculares, na determinação do comprimento de trabalho, na morfologia do sistema de canais radiculares, na previsão de retratamento e na previsão da viabilidade das células estaminais.

EM MEDICINA DENTÁRIA FORENSE

A inteligência artificial é um avanço científico que tem sido muito utilizado na medicina forense. Tem-se revelado bastante útil na identificação da idade biológica e do género de pessoas saudáveis e doentes. Também é utilizada para analisar marcas de dentadas e fazer previsões sobre a forma da mandíbula.[12]

Espera-se que algumas das aplicações mais interessantes da IA ajudem a medicina dentária. Um elemento fundamental dos consultórios dentários, a cadeira dentária, sofreu uma transformação considerável, passando de cadeiras fisiológicas de pressão hidráulica com uma bomba manual para cadeiras eléctricas com muitos sensores ligados. Uma cadeira dentária com comando de voz que não exige que o médico se mova fisicamente é a invenção mais recente. Todas as acções são realizadas através de instruções de voz. Em breve, as cadeiras dentárias poderão registar o peso do doente, os seus sinais vitais, o seu nível de ansiedade e a duração da intervenção, tranquilizando-o e alertando os médicos operadores em caso de desvios, entre outras coisas.

Por último, mas não menos importante, uma das aplicações mais inventivas da IA é no domínio da "bioimpressão", que permite a criação de tecidos vivos e mesmo de órgãos numa série de finas camadas de células. Esta tecnologia poderá um dia ser utilizada para substituir os tecidos duros e moles orais perdidos devido a causas patológicas ou não intencionais. [7]

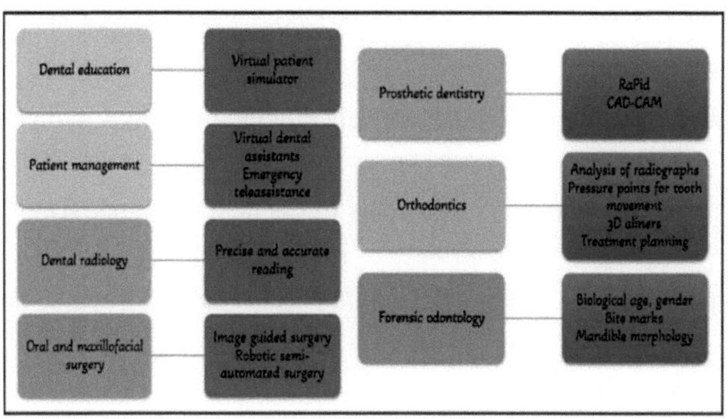
Dental education
Virtual patient simulator
Patient management
Virtual dental assistants
Emergency teleassistance
Dental radiology
Precise and accurate reading
Oral and maxillofacial surgery
Image guided surgery
Robotic semi-automated surgery
Prosthetic dentistry
RaPid
CAD-CAM
Orthodontics
Analysis of radiographs
Pressure points for tooth movement
3D aliners
Treatment planning
Forensic odontology
Biological age, gender
Bite marks
Mandible morphology

APLICAÇÕES DA INTELIGÊNCIA ARTIFICIAL EM ORTODONTIA

Embora a inteligência artificial seja crucial em muitas indústrias, também está a aparecer com mais frequência no campo da ortodontia. Para um diagnóstico preciso e uma gestão eficaz, tornou-se numa ferramenta útil em ortodontia.

AI UTILIZADO PARA IDENTIFICAÇÃO DE PONTOS DE REFERÊNCIA E ANÁLISE CEFALOMÉTRICA.

A análise cefalométrica é uma ferramenta diagnóstica útil para determinar o tipo facial e prever o padrão de crescimento, permitindo ao clínico determinar as desarmonias faciais para centralizar as medidas terapêuticas durante o tratamento e modificar o crescimento facial. De acordo com Graber e Vanarsdall[13] , as vistas radiográficas mais utilizadas são: Cefalogramas laterais ou de perfil: utilizados para estudar as relações antero-posteriores e verticais. Céfalogramas frontais ou póstero-anteriores: utilizados para avaliar as relações transversais e verticais no plano frontal. Céfalogramas submentoverticais ou basais: utilizados para o equilíbrio no plano transversal. Para efetuar uma análise cefalométrica podem ser utilizadas duas abordagens: uma abordagem manual e uma abordagem assistida por computador. A abordagem manual é a mais antiga e a mais utilizada. Consiste em colocar uma folha de acetato sobre a radiografia cefalométrica, traçar as características salientes, identificar os pontos de referência e medir as distâncias e os ângulos entre os pontos de referência. A outra abordagem é assistida por computador. A análise cefalométrica computorizada utiliza a identificação manual de pontos de referência, com base num traçado sobreposto da radiografia para identificar pontos anatómicos ou construídos, seguido da transferência do traçado para um digitalizador ligado a um computador, ou numa digitalização direta da radiografia lateral do crânio utilizando um digitalizador ligado a um computador e localizando depois os pontos de referência no monitor.

Têm sido feitos esforços para automatizar a análise cefalométrica com o objetivo de reduzir o tempo necessário para obter uma análise, melhorar a precisão da identificação dos pontos de referência e reduzir os erros devidos à subjetividade dos clínicos. Numa análise cefalométrica automatizada, uma radiografia cefalométrica digitalizada ou digital é armazenada no computador e carregada pelo software. O software localiza então automaticamente os pontos de referência e efectua as medições para a análise cefalométrica. A primeira tentativa de localização automática de pontos de referência de cefalogramas foi efectuada por Cohen em 1984.[14]

A IA é largamente utilizada para reconhecer e analisar pontos cefalométricos, tomar decisões sobre extração de dentes, análise facial, segmentação de dentes e da mandíbula, cálculo da idade óssea, previsão de cirurgia ortognática e segmentação do osso temporomandibular. O diagnóstico ortodôntico é um procedimento intensivo que envolve um exame dinâmico do paciente, a avaliação e interpretação de imagens e registos radiográficos e estudos de modelos. Esse intrincado procedimento de avaliação entre ortodontistas pode levar a diversas estratégias de tratamento. O diagnóstico ortodôntico deve, portanto, ser informatizado para aumentar a eficiência, uniformidade e precisão. O traçado manual pode levar de 15 a 20 minutos para ser realizado, dependendo do nível de conhecimento do ortodontista, da qualidade do cefalograma, entre outros fatores. A análise cefalométrica automatizada transmite os pontos de referência a um digitalizador ligado a um computador depois de os traçar para serem utilizados no desenho. Em seguida, depois de traçar os pontos de referência, o software mede as distâncias e os ângulos para completar o estudo cefalométrico. Ao minimizar os erros subjectivos, as investigações cefalométricas assistidas por inteligência artificial melhoram o valor do diagnóstico e reduzem o tempo de análise. Embora o software seja atualmente utilizado com frequência para avaliações cefalométricas, encontrar os pontos de referência continua a ser uma tarefa comum que requer a ajuda de um especialista em ortodontia. Arik[15] utilizou pela primeira vez CNNs para identificar pontos de referência cefalométricos laterais automatizados. A experiência do especialista determina em grande parte o calibre deste estudo. A identificação imprecisa dos pontos cefalométricos pode levar a recomendações de tratamento ortodôntico incorrectas. É aqui que a inteligência artificial e a aprendizagem automática podem ajudar os ortodontistas no seu trabalho quotidiano. CephX , WebCeph , software AutoCAD, Dolphin Imaging, Dentofacial Planner, Quick Ceph e AudaxCeph são alguns softwares baseados na Web. O programa baseado em IA Automatic Cephalon-Diagnostic Solutions (ACDS) faz a deteção automática de pontos cefalométricos, o traçado cefalométrico, as medições e a análise.

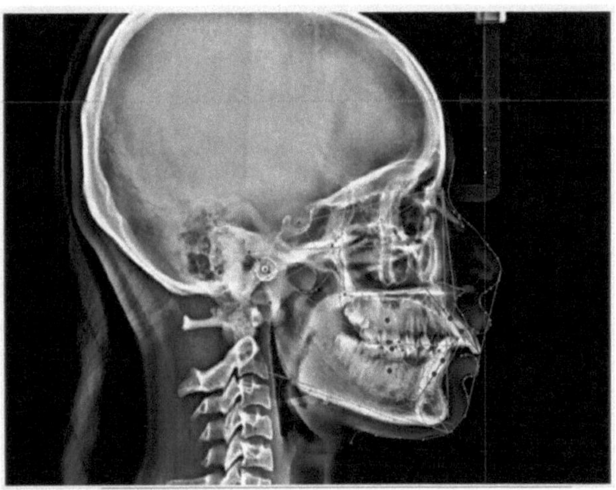

AI E CANINO AFECTADO

Com base nas medições angulares e lineares, as radiografias cefalométricas panorâmicas e laterais são úteis na previsão de um canino maxilar impactado. A TCFC pode fornecer informações essenciais na avaliação pré-operatória de uma estimativa volumétrica para a ocupação do canino, bem como na avaliação do trajeto para a erupção do canino guiada por ortodontia. Ainda assim, os trabalhos anteriores com análise de imagens de TCFC dependiam de avaliadores humanos para desenhar manualmente a região de interesse, ponto a ponto, com base na renderização da intensidade. Para obter os melhores resultados ortodônticos e periodontais, os caninos impactados requerem cuidados terapêuticos extensos. A duração da terapia depende do nível de dificuldade e do grau de deslocação do canino em relação aos dentes circundantes.

Em 2010, Nieri M et al[16] utilizaram redes Bayesianas (BN) para o tratamento cirúrgico-ortodôntico abrangente de caninos superiores impactados, para avaliar o papel relativo e as possíveis relações causais entre vários factores que afectam a abordagem clínica. A Rede Bayesiana assume uma posição intermediária entre a estatística e a inteligência artificial.

Faltam métodos automáticos para uma estimativa exacta do volume maxilar e da sua estrutura, particularmente no que diz respeito à caraterização volumétrica 3D de casos de caninos impactados. Através da introdução de um novo algoritmo de aprendizagem automática, Learning- based multisource IntegratioN frameworK for Segmentation (LINKS),[17] o seu estudo planeia avaliar a discrepância volumétrica da maxila esquelética numa população chinesa com caninos superiores afectados unilateralmente. Através do uso da TCFC, Wang et al. estabeleceram uma abordagem automatizada para segmentar a maxila e a mandíbula. Chen et al. utilizaram um algoritmo de aprendizagem automática baseado na técnica de Wang para avaliar a variação da estrutura maxilar na impacção unilateral dos caninos[18] . O tempo de processamento foi significativamente reduzido em comparação com o processamento manual.

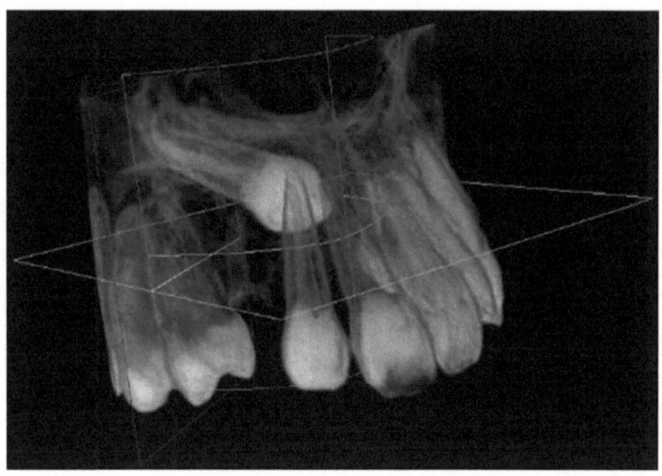

IA e padrões de crescimento

O planeamento do tratamento no campo da ortodontia depende em grande parte da classificação do crescimento individual de um paciente. Para ajudar os ortodontistas a classificar os padrões de crescimento dos seus pacientes, foram desenvolvidas várias técnicas. O trabalho de Lux CJ et al[19] sugeriu o uso de uma rede neural artificial, nomeadamente mapas neurais auto-organizáveis, o crescimento de 43 crianças não tratadas ortodonticamente foi analisado através de cefalogramas laterais tirados aos 7 e 15 anos de idade. Para a descrição das alterações do esqueleto craniofacial, foram aplicados os conceitos de análise tensorial e métodos relacionados. Assim, as limitações geométricas e analíticas dos métodos cefalométricos convencionais foram evitadas, os dados de crescimento resultantes foram classificados e as relações dos vários padrões de crescimento foram monitorizadas através da utilização de uma rede neural artificial. Como resultado da auto-organização, as 43 crianças foram ordenadas topologicamente no mapa emergente de acordo com as suas alterações de tamanho e forma craniofaciais durante o crescimento. Como um novo paciente pode ser alocado no mapa, este tipo de rede fornece um quadro de referência para a classificação e análise de casos previamente desconhecidos de acordo com o seu padrão de crescimento. Os métodos morfométricos aplicados, bem como a subsequente visualização dos dados de crescimento através de redes neuronais, podem ser utilizados para a análise e classificação de alterações esqueléticas relacionadas com o crescimento em geral.

As medições cefalométricas foram utilizadas num estudo realizado por Lakkshmanan para classificar o crescimento craniofacial dos pacientes como normal ou anormal.[20] Os resultados demonstraram que as máquinas de vectores de apoio podiam classificar corretamente os padrões de crescimento aberrante em 99,8% das vezes. Noutra investigação, as máquinas de vectores de apoio foram utilizadas apenas 74,5% das vezes para classificar padrões esqueléticos normais ou patológicos com base em medições craniofaciais[21] . Também foi efectuada a classificação de padrões de crescimento de Classe III. Com base nas alterações das suas relações sagitais ao longo do tempo, os participantes da Classe III não tratados foram classificados como tendo um bom ou mau crescimento, utilizando dados longitudinais. O algoritmo foi capaz de distinguir com sucesso entre bons e maus crescimentos quando avaliado em dados frescos, em 64,0% dos casos [22]

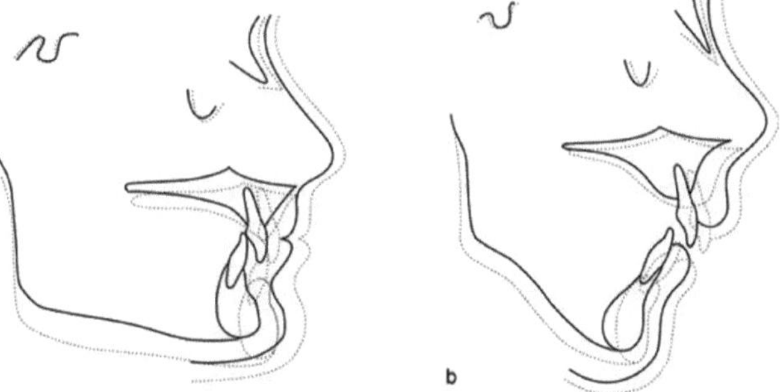

Diferentes tipos de padrão de crescimento a) padrão de crescimento horizontal b) padrão de crescimento vertical

IA e previsão de crescimento

O tempo é uma das principais áreas a considerar no diagnóstico ortodôntico e no planeamento do tratamento. As indicações antropométricas, como a idade cronológica, a idade dentária, a menarca, as alterações da voz, o ganho de altura e a maturação esquelética, podem ser utilizadas para determinar o crescimento e o desenvolvimento (idade esquelética) e a radiografia é frequentemente utilizada para encontrar sinais de maturação esquelética. Atualmente, a estimativa da idade através de radiografias da mão e do pulso implica a aplicação de algoritmos de aprendizagem automática e de tecnologias de IA para automatizar a idade. Após a introdução de uma vasta base de dados, como a raça, a idade e o sexo, os sistemas de IA podem avaliar as radiografias com capacidade de aprendizagem profunda. Os resultados mostram que os sistemas de IA podem avaliar a maturidade do esqueleto com um desempenho semelhante ao de um radiologista.[23] . Assim, para determinar o crescimento do desenvolvimento, são utilizados índices de maturidade do esqueleto. Os estádios de maturação do pulso da mão e o índice de maturidade cervical são normalmente utilizados. Para determinar o desenvolvimento do crescimento, as radiografias mão-punho são consideradas o padrão de ouro; no entanto, as radiografias cefalométricas, que são frequentemente efectuadas durante o tratamento ortodôntico, podem fornecer informações úteis tanto para os doentes como para os médicos. Utilizando um sistema computorizado e semi-automatizado, Caldas et al. efectuaram, em 2010, medições para determinar a idade óssea a partir de radiografias cefalométricas[24] . Marcaram os pontos de referência vertebrais no programa de cefalometria computorizada e aplicaram também a fórmula que tinham desenvolvido previamente. Spampinato avaliou a idade óssea a partir de radiografias mão-punho utilizando técnicas de aprendizagem profunda.[25] O conjunto de dados incluía 1391 radiografias da mão esquerda de crianças com idades compreendidas entre 1 e 18 anos, juntamente com estimativas da idade óssea efectuadas por dois radiologistas certificados. De acordo com os resultados, existe normalmente uma diferença de 0,8 anos entre a avaliação manual e a automática. Para aplicações de diagnóstico em todos os ramos da investigação em que é necessário identificar o desenvolvimento crescente, podem ser aplicados algoritmos de inteligência artificial. Como resultado, podem ser tomadas decisões mais imparciais e exactas. Os médicos podem fazer diagnósticos mais rápidos e mais precisos com a ajuda do apoio à decisão, o que também melhora a correção, a fiabilidade e a reprodutibilidade do diagnóstico. Acreditamos que, ao criar programas de apoio à decisão assistidos por computador e ao incorporá-los nos programas actuais, é possível poupar tempo e trabalho na ciência ortodôntica que está a tornar-se cada vez mais digitalizada.

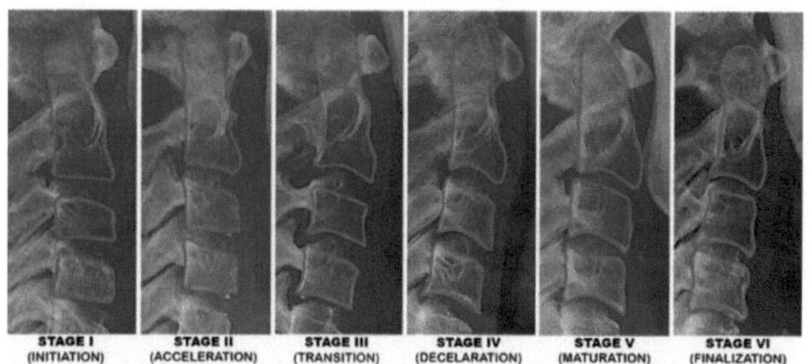

FASES DO CVMI

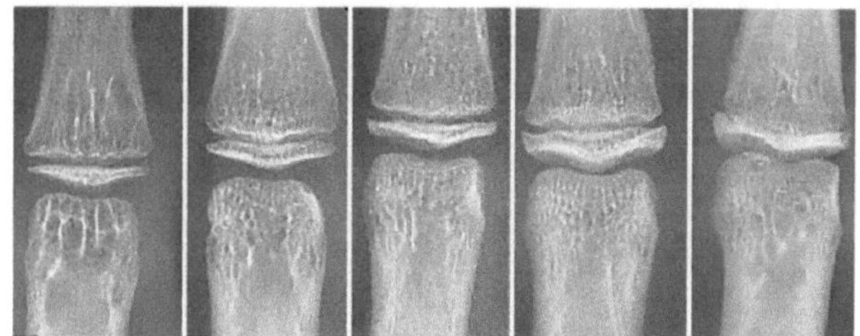

ÍNDICE DA FALANGE MEDIANA

IA e PROPORÇÕES FACIAIS:

A avaliação das proporções faciais inclui a medição dos rácios e das distâncias lineares entre os componentes faciais. Desde há muitos anos, as radiografias cefalométricas laterais e as fotografias de perfil têm sido utilizadas para avaliar as medidas lineares, embora seja difícil efetuar medições sensíveis devido às alterações na ampliação.

Sem ter em conta o tamanho, podem ser utilizadas medidas angulares e rácios para avaliar imagens. Para compreender os padrões de beleza e duplicar as proporções esteticamente "belas", os cirurgiões e ortodontistas utilizam atualmente medidas das proporções "perfeitas" do rosto. [26]

As regras clássicas da estética facial ideal têm algumas deficiências em refletir a perceção de beleza da população, porque a beleza facial é um conceito muito subjetivo e não existe um conjunto de regras amplamente utilizado e validado para a estética facial, que seja aprovado pela população. (Knight e Keith, 2005)[27]

Atualmente, as aplicações de IA executam o reconhecimento facial ótico enquanto simulam funções cognitivas mais complicadas, como a análise e a interpretação de dados faciais. Os estudos nesta área sugerem que os sistemas de IA podem ser ferramentas úteis para desenvolver uma fórmula comprovada sobre a forma como as pessoas percepcionam a atratividade do rosto. [28]

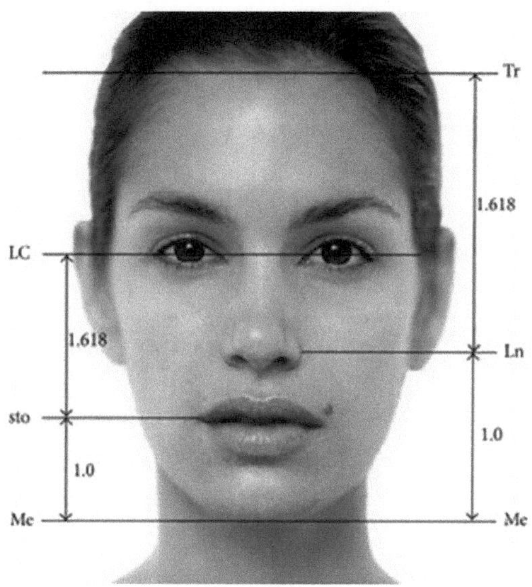

AI NO DIAGNÓSTICO DE SÍNDROMES GENÉTICAS

Para melhorar a sensibilidade (a capacidade de prever com exatidão a existência de uma doença ou de um problema num doente) e a especificidade (a capacidade de excluir a doença ou o problema quando uma pessoa não o tem), a IA tem sido progressivamente incluída no diagnóstico. Foram descobertas mais de 8000 síndromes genéticas. No entanto, mesmo com todos os avanços da genética, como os testes baseados na sequenciação de nova geração, fazer o diagnóstico correto continua a ser um desafio. As doenças genéticas devem ser diagnosticadas o mais cedo possível para otimizar os resultados. Da mesma forma, como muitas síndromes têm traços faciais reconhecíveis, os fenótipos craniofaciais são altamente instrutivos para determinar o diagnóstico exato de doenças congénitas hereditárias. Estas alterações morfológicas da face são frequentemente de grande interesse ortodôntico. Numerosas síndromes causam más oclusões e anomalias dento-faciais que precisam de ser corrigidas com ortodontia. Uma inovação é a aplicação Face2Gene para smartphones (FDNA, Boston, EUA). Para identificar os padrões minúsculos que as várias doenças frequentemente apresentam, a aplicação compara a imagem de um doente com centenas de outras fotografias armazenadas nas suas bases de dados. Para populações caucasianas e asiáticas, a hipótese de diagnóstico desenvolvida pela aplicação já demonstrou ser útil[29] e superou os profissionais no diagnóstico de uma série de síndromes. [30]

Para verificar a eficácia diagnóstica de 43 polimorfismos de nucleótido único (SNPs) previamente descobertos através de estudos de associação de todo o genoma, Zhang[31] recolheu amostras de sangue de indivíduos de controlo saudáveis e de recém-nascidos com fendas labiais e palatinas não sindrómicas (FL/PNS) nas populações chinesas Han e Uyghur. Com esses SNPs, foram utilizados vários algoritmos de aprendizagem automática para criar modelos preditivos e o seu desempenho foi avaliado. Os resultados mostraram que a regressão logística teve o melhor desempenho na avaliação do risco. Quando os pacientes com fendas tratadas foram avaliados em termos de atratividade, tanto a IA como os humanos apresentaram resultados semelhantes. Os resultados revelaram que, para a IA ser uma melhor ferramenta de avaliação da estética, ainda precisa de melhorar a sua perceção dos aspectos da fenda que determinam a beleza facial.

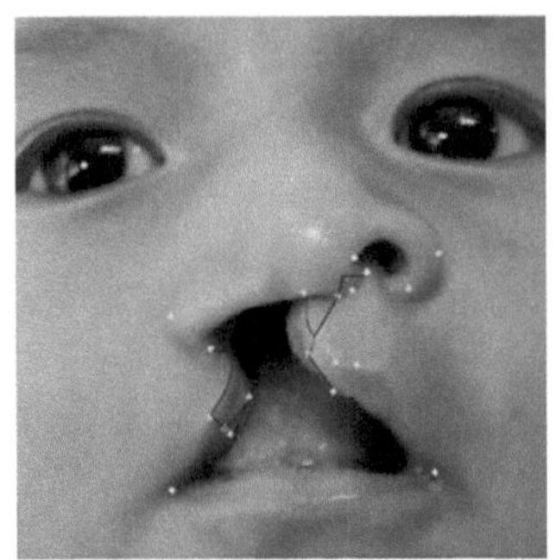

NO TRATAMENTO DE EXTRACÇÃO

No início do século XX, a manutenção da dentição intacta tornou-se um importante objetivo do tratamento ortodôntico. Angle e seus seguidores se opuseram fortemente à extração para fins ortodônticos. No entanto, com a ênfase na oclusão dentária que se seguiu, passou-se a dar menos atenção às proporções faciais e à estética nessa época. O tamanho pequeno da mandíbula em relação ao tamanho dos dentes é um fator importante no planeamento da terapia ortodôntica, pois implica que uma percentagem significativa de pacientes continuará a necessitar de extracções para proporcionar espaço para o alinhamento dos restantes dentes. Há mais de 100 anos que esta é uma questão fundamental no planeamento do tratamento ortodôntico. Em ortodontia, existem duas razões principais para extrair dentes[32] :

1. para proporcionar espaço para alinhar os restantes dentes na presença de apinhamento severo,

2. para permitir que os dentes sejam movidos (normalmente, os incisivos são retraídos) para que a protrusão possa ser reduzida ou para que os problemas esqueléticos de Classe II ou Classe III possam ser camuflados.

A alternativa à extração para o tratamento do apinhamento dentário é a expansão das arcadas; a alternativa para os problemas esqueléticos é a correção da relação dos maxilares, através da modificação do crescimento ou da cirurgia. A maioria dos pacientes foi tratada com extracções para proporcionar espaço suficiente para os outros dentes. Atualmente, existe novamente um grande entusiasmo pela expansão das arcadas dentárias, com base na teoria de que a adaptação dos tecidos moles permitirá manter a expansão, pelo que os tratamentos ortodônticos para a má oclusão podem ser classificados como tratamentos com extração e tratamentos sem extração. A decisão de extrair ou não pode ser um desafio e tem como objetivo corrigir a má oclusão e melhorar a aparência dentária e facial. A decisão de extrair requer uma análise de múltiplos factores, que muitas vezes inclui as experiências clínicas do ortodontista. Atualmente, muitos métodos de análise de múltiplos fatores estão disponíveis para uso. Dentre eles, o mais utilizado é o processo estatístico conhecido como análise de agrupamento fuzzy. A análise de agrupamento fuzzy reagrupa múltiplos factores com base na sua proximidade em afetar a decisão de extração.

Utilizando um modelo de RNA de retropropagação, Xie et al.[33] desenvolveram um sistema especializado de tomada de decisões para o tratamento ortodôntico de pacientes com idades compreendidas entre os 11 e os 15 anos, para determinar se a extração dentária é necessária. Com redes neurais que podem processar interacções não lineares e têm capacidade de aprendizagem, os modelos RNA reproduzem o sistema neural humano. Foi decidido tratar 120 dos 200 participantes com terapia de extração e os restantes 80 com terapia sem extração. Para cada doente, foram escolhidos 23 índices como dados de entrada e foram determinados os resultados da extração ou não extração. Dos 200 participantes, 20 foram seleccionados para teste e 180 foram utilizados para treino. Nesta investigação, a RNA incorporada demonstrou uma precisão de 80% no conjunto de testes. Além disso, o IMPA (L1-MP) e a incompetência labial foram os dois índices que mais contribuíram para os dados de saída.

Outro modelo de rede neural com algoritmo de retropropagação foi criado por Jung et al[34] . O objetivo do estudo era criar um sistema especializado de IA para selecionar a melhor terapia de extração e a melhor técnica de extração. O estudo envolveu 156 pacientes no total. Seis índices e doze variáveis cefalométricas foram escolhidos como dados de entrada. Os dados de saída incluíram a extração ou não extração e o padrão de extração. Um profissional de ortodontia decidiu sobre as estratégias de tratamento. Os modelos tiveram uma taxa de sucesso de 93% para determinar se a terapia envolveria extração ou não, e uma taxa de sucesso de 84% para escolher um padrão de extração.

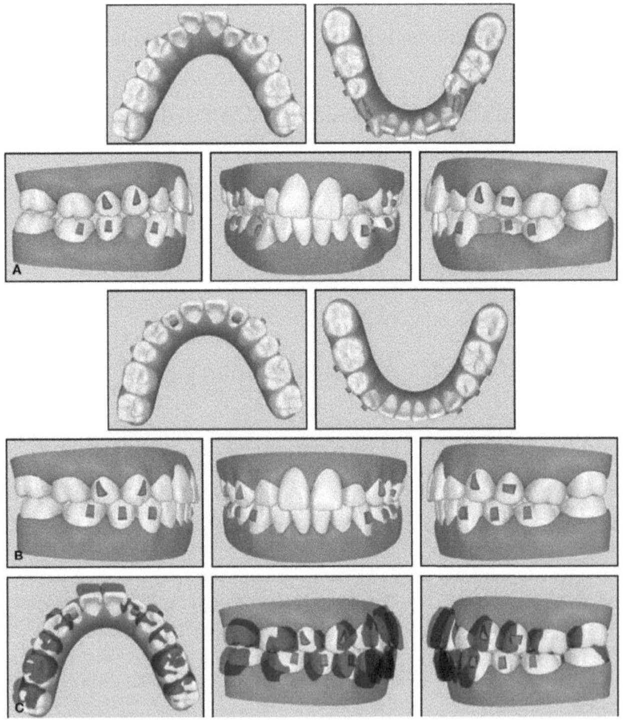

PREVISÃO DE TRATAMENTO EM CASOS DE EXTRACÇÃO

AI PARA PLANEAMENTO DE MOVIMENTAÇÕES DENTÁRIAS

Parece que a utilização da IA para ajudar no planeamento do tratamento ortodôntico já é uma realidade há algum tempo. Muitas empresas que fabricam alinhadores afirmam que utilizam algoritmos de IA para otimizar o planeamento ortodôntico, poupando o tempo dos ortodontistas no processo. Quando um ortodontista diz à máquina qual deve ser a posição final, a IA é uma óptima ferramenta para ajudar a escolher a melhor abordagem para mover um dente ou conjunto de dentes da posição pré-tratamento para a posição final do tratamento. Isto é útil porque a ortodontia efectuada de uma forma totalmente tradicional - apenas com braquetes - requer uma grande habilidade manual e muitos profissionais não têm ou não receberam formação adequada para a desenvolver. A IA ajuda estes dentistas, mas existem várias limitações da aprendizagem automática no tratamento contemporâneo com alinhadores.

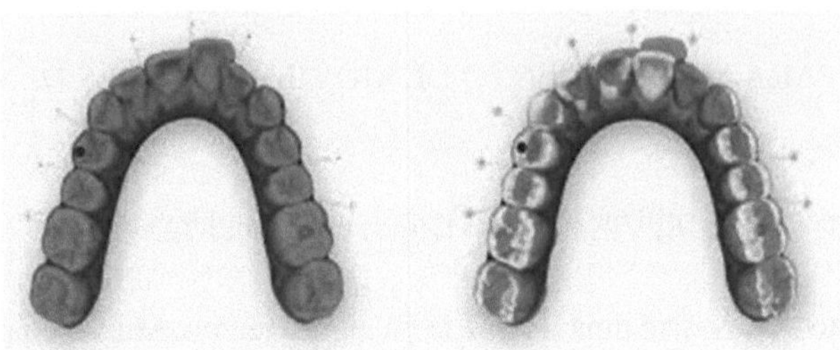

PLANEAMENTO DA DESLOCAÇÃO DO DENTE

SELECÇÃO DE APARELHOS E APARELHOS DE AR CONDICIONADO

O dispositivo de ancoragem extra-oral; os aparelhos extrabucais são frequentemente utilizados para modificar o crescimento e para fornecer força para a distalização dos molares. A seleção de casos continua a ser difícil para clínicos inexperientes, especialmente quando se planeiam casos "limítrofes" ou "marginais", porque se pensa que o processo de tomada de decisão para escolher um tipo de aparelho extrabucal adequado é mais apropriado para ser tratado não separadamente, mas sim de uma forma contínua, ou seja, lógica difusa. Apesar do facto de serem tipicamente utilizados para pacientes de Classe II com sobremordida e sobressaliência aumentadas e ângulo do plano mandibular diminuído. Akçam e Tanaka (2002)[35] criaram um sistema para profissionais, baseado na lógica fuzzy, que poderia determinar o melhor tipo de aparelho extrabucal para pacientes ortodônticos. O overjet, a sobremordida e o ângulo do plano mandibular serviram como parâmetros de entrada no modelo do seu estudo. Para que o sistema determinasse a utilização de um aparelho extrabucal de tração baixa, média ou alta, utilizou três grupos de lógica difusa separados. As recomendações do aparelho extrabucal para 85 indivíduos foram revistas por oito ortodontistas de renome. Os níveis de satisfação dos examinadores atingiram um máximo de 95,6% em média. A utilidade do sistema de lógica de inferência proposto foi assim validada.

CONCEPÇÃO DO SISTEMA DE FORÇAS PARA TRATAMENTOS ORTODÔNTICOS COM RECURSO A IA

Os aspectos mais comuns no tratamento ortodôntico dos casos de extração são a retração do canino individualmente, a retração do incisivo e a retração da massa dentária. A retração dentária durante o encerramento do espaço é conseguida através de dois tipos de mecânica

a. Mecânica do deslizamento (mecânica do atrito)

b. Mecânica dos circuitos (técnica sem atrito).

Muitas variáveis afectam o sistema de forças que podem produzir: geometria, material, secção transversal, posição, distância de ativação, etc. O movimento dentário e as alterações ortopédicas são o resultado de um sistema de forças aplicado e da resposta dos tecidos a ele. O sistema de forças é, atualmente, o principal fator que o ortodontista pode controlar para conseguir um movimento dentário ortodôntico desejável. O sistema de forças gerado por aparelhos geométricos complexos produz forças e momentos, sendo importante controlar não só a magnitude da força, mas também a relação momento/força para produzir o movimento dentário desejado.

Durante o fechamento ortodôntico de um espaço, a resposta ideal, tanto clínica quanto histologicamente, depende da precisão e da calibração dos sistemas de força a serem utilizados, portanto, utilizou-se uma variedade de alças ortodônticas pré-fabricadas e pré-calibradas, capazes de fornecer forças precisas e cuidadosamente controladas. As tentativas de melhorar os sistemas de força produzidos por este aparelho resultaram numa série de diferentes desenhos de anéis. O controle dos sistemas de forças aplicados aos dentes é um dos principais desafios da biomecânica ortodôntica. Assim, a previsão teórica das forças e momentos produzidos pelo aparelho ortodôntico é importante para o controlo do tratamento.

Pode verificar-se que, se estiver disponível um método analítico ou numérico fiável para a análise das alças de fecho, qualquer ortodontista pode utilizar esta ferramenta para calcular teoricamente as características das alças de fecho, sem recorrer a experiências dispendiosas e morosas. Em muitos estudos anteriores, muitos investigadores desenvolveram modelos matemáticos para simular o sistema de forças produzido pelos aparelhos ortodônticos, com base na teoria linear de pequenas deformações, na teoria não linear de grandes deformações e nos métodos de elementos finitos. Na última década, assistiu-se a uma modelação inovadora da IA, utilizando abordagens de computação suave. A vantagem de utilizar elementos de IA (como redes neuronais, algoritmos genéticos) na simulação do sistema de forças produzido pelos aparelhos ortodônticos é a sua capacidade de captar o comportamento real dos aparelhos ortodônticos (sistema de molas).

PREVISÃO DO SISTEMA DE FORÇAS ATRAVÉS DE UMA REDE NEURAL ARTIFICIAL:

Como mencionámos acima, o sistema de forças dos anéis de retração, nomeadamente a força, o momento e a relação momento/força, é afetado por vários parâmetros. Kazem et al[36] produziram uma rede neural artificial com base numa avaliação experimental do sistema de forças das molas de retração em T. O procedimento experimental inclui o estudo do efeito da secção transversal e da distância de ativação no sistema de forças produzido pelas molas de retração em T. Utilizaram a modelação ANN para avaliar a sua capacidade no processo de previsão do sistema de força da mola em T. O treino da rede neuronal foi tornado mais eficiente através da realização de etapas de pré-processamento nas entradas e nos alvos da rede

OPTIMIZAÇÃO DE DESIGN MULTI-OBJECTIVO UTILIZANDO GA

o termo "optimiza" significa encontrar uma solução que forneça os valores de todas as funções objetivo aceitáveis para o projetista. O Algoritmo Genético é utilizado neste trabalho para otimizar o nosso problema de engenharia ortodôntica (selecionar a melhor dimensão e material da mola em T para obter a rigidez da mola e a relação momento/força necessárias); ou seja, para obter uma força óptima (rigidez da mola) e uma relação (M/F) capaz de realizar uma translação pura em conjunto. Kazem desenvolveu uma nova metodologia para a otimização dos parâmetros de conceção do fio de arco com mola em T.[36]

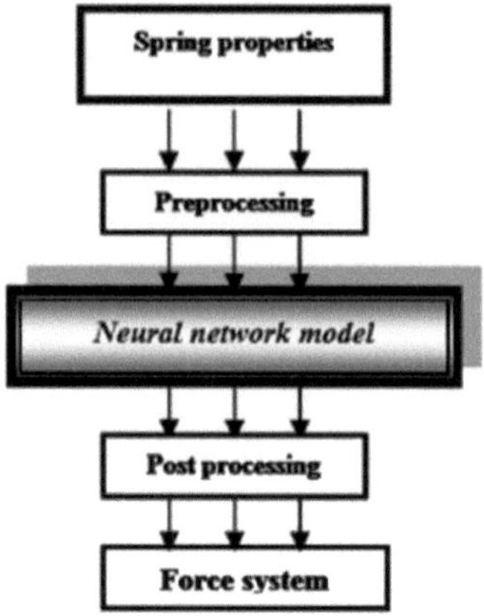

ESTIMATIVA DOS RESULTADOS DO TRATAMENTO

Na medicina dentária, são utilizados modelos de regressão múltipla para avaliar a ligação entre uma variedade de factores e os resultados. Este método fornece um modelo que expressa as variáveis dependentes em termos de variáveis independentes correlacionadas e a possibilidade de encontrar os melhores preditores (Zarei et al., 2006)[37] . Devido à sua capacidade de reconhecer correlações não lineares intrincadas entre entradas e saídas, as redes neurais artificiais têm sido sugeridas como candidatas promissoras para o desenvolvimento de um modelo de previsão para a terapia ortodôntica. Foi demonstrado que as redes neurais artificiais são capazes de aprender e generalizar para além dos contextos em que são utilizadas.

Existem pesquisas que demonstram como a tecnologia de redes neurais artificiais pode ser usada para imitar os resultados do tratamento para pacientes com Classe II e Classe III. De acordo com as conclusões dos investigadores (Auconi et al., 2015)[38] , a técnica das redes neurais é uma ferramenta potencial que pode ser utilizada para simular vários modelos de má oclusão.

O conceito de Kesling tornou-se consideravelmente mais viável com o lançamento do sistema Invisalign em 1997, que foi o primeiro método de tratamento ortodôntico a utilizar a tecnologia digital 3D. O Invisalign utilizava um conjunto de algoritmos para criar modelos digitais 3D alterados para fazer um conjunto de alinhadores, em vez de ser necessário um novo modelo para cada fase do tratamento. A técnica imitava digitalmente o movimento gradual dos dentes.

O software de IA pode estimar a mobilidade dentária e os resultados da terapia ortodôntica com base em dados de entrada e análise estatística. Para um tratamento com alinhadores válido e bem-sucedido, são necessários resultados comparáveis entre o esperado e o real (Buschang et al., 2014)[39] . A capacidade de controlo dos dentes e a previsão dos resultados também podem ser feitas com um sistema digital baseado em IA.

Para validar as capacidades de simulação do software, Buschang et al. (2014)[39] compararam novamente os resultados da terapia ClinCheck com os resultados clínicos. Descobriram que, embora o software fosse eficaz na reprodução de planos de tratamento mais simples, a simulação e os resultados clínicos em terapias mais complexas diferiam visivelmente. Quando se trata de simular a terapia de extração, o programa ClinCheck tem uma fiabilidade incrivelmente baixa. Em casos complicados, os modelos do ClinCheck não foram capazes de refletir adequadamente a eventual oclusão dos pacientes.

De acordo com um relatório de caso de Faltin et al. (2003)[40] , existem semelhanças gratificantes entre os achados clínicos virtuais e reais quando se comparam os resultados finais antecipados oferecidos pelo software ClinCheck, o software utilizado para projetar tratamentos Invisalign. Como resultado, foi estabelecido que a terapia e o plano de tratamento do sistema tinham uma capacidade de estimativa fiável.

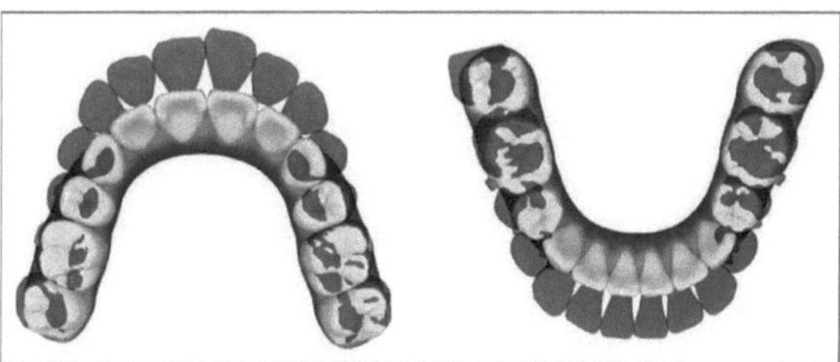

CIRURGIAS ORTOGNÁTICAS

A investigação e o desenvolvimento da ortodontia digital, bem como a simulação da cirurgia ortognática em 3D, receberam um financiamento significativo. Além disso, o planeamento personalizado da preparação cirúrgica e o planeamento informatizado do tratamento aumentam a precisão do diagnóstico. Para automatizar o diagnóstico e o planeamento assistido por computador em cirurgia plástica e reconstrutiva, Knoops et al.[41] criaram uma estrutura de aprendizagem automática. Foi apresentado o modelo clínico morfável 3D em grande escala (3DMM), uma estrutura de aprendizagem automática com aprendizagem supervisionada construída com base numa digitalização 3D de superfície. Foram utilizadas 4261 faces de voluntários saudáveis e de pacientes submetidos a cirurgia ortognática para treinar o modelo. Com uma sensibilidade de 95,5% e uma especificidade de 95,2%, o processamento automático de imagens pode determinar se uma pessoa deve ou não ser encaminhada para um especialista. Neste estudo, apenas foi utilizada a digitalização de superfície, pelo que o movimento do osso subjacente teve de ser calculado de acordo com o movimento dos tecidos moles, o que continua a ser uma tarefa importante atualmente.

Choi et al.[42] aplicaram a RNA utilizando dados dos 12 valores de medição do cefalograma lateral e 6 valores adicionais indexados. A rede neural de duas camadas que compôs o modelo de aprendizado de máquina possui uma camada oculta. A amostra foi constituída por 316 doentes, dos quais 160 foram programados para tratamento cirúrgico e 156 para tratamento não cirúrgico. O algoritmo teve uma taxa de sucesso de 96% para determinar se um doente necessitava de tratamento cirúrgico e uma taxa de sucesso de 91% para determinar o tipo de operação e a escolha da extração.

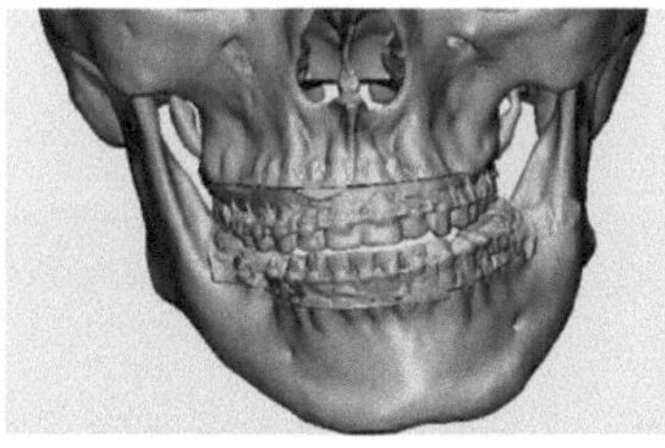
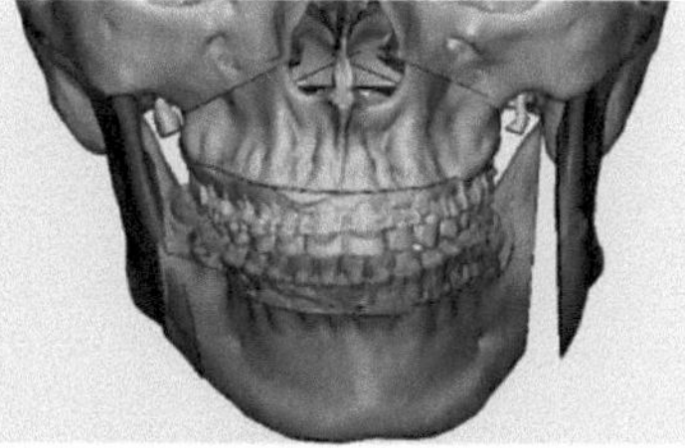

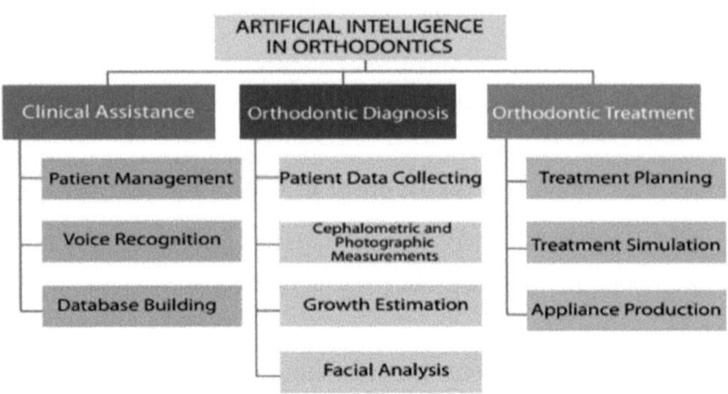
ARTIFICIAL INTELLIGENCE IN ORTHODONTICS
Clinical Assistance
Orthodontic Diagnosis
Orthodontic Treatment
Patient Management
Voice Recognition
Database Building
Patient Data Collecting
Cephalometric and Photographic Measurements
Growth Estimation
Facial Analysis
Treatment Planning
Treatment Simulation
Appliance Production

RESUMO

A tarefa da ortodontia é lidar com a identificação etiológica e com estratégias optimizadas de solução para tratar a má relação dentoalveolar e/ou esquelética facial. O papel da IA foi utilizado para realizar esta tarefa utilizando técnicas variantes. A IA incorporou muitos ensaios de alteração das técnicas utilizadas para simular as situações clínicas nas três sequências essenciais, diagnóstico e plano de tratamento. A recente aplicação da IA em ortodontia foi particularmente preocupante. A presença de problemas ortodônticos problemáticos diferenciados, as suas origens e o tratamento consequente tornam a compreensão do aspeto da IA e das suas técnicas essencial para escolher as técnicas que discriminam os diferentes problemas e a subsequente solução.

DESAFIOS DA IA EM ORTODONTIA

A IA utilizada no planeamento contemporâneo não considera o impacto dos problemas funcionais e a estabilidade da posição do dente - ou falta dela - quando os movimentos dentários são realizados. Por exemplo, problemas associados a uma etiologia funcional importante, como a má oclusão por mordida aberta, podem ser tratados com alinhadores.[43] No entanto, atualmente, a IA não consegue determinar a etiologia do problema ou prever estratégias de retenção específicas

Empresas de vários países têm estado a vender alinhadores a pacientes sem supervisão dentária adequada. Este facto tem levado a numerosos relatos de mutilação dentária e perda óssea na população em geral. No entanto, existe um desfasamento entre os relatos profissionais em conferências sobre estes danos para a saúde da população e os relatos destes problemas em revistas científicas. Além disso, existe alguma pressão e receio subliminar na comunidade clínica e científica quanto à possibilidade de responder legalmente à exposição dos danos causados por estas alegadas correcções. Os recursos financeiros das empresas para uma luta legal ultrapassam os dos clínicos e - nalguns casos - até os das maiores associações de ortodontia.

Nos modelos de aprendizagem automática, a máquina precisa de ser treinada para identificar a referência, como, por exemplo, excelentes resultados de tratamento. Um ponto relevante nos algoritmos de IA para alinhadores é que as empresas usam casos que já foram tratados para alimentar suas bases de dados com referências de sucesso. Além disso, a maioria - senão todas - as empresas de alinhadores fornecem aparelhos para não especialistas em ortodontia; é de conhecimento geral que não especialistas têm dificuldade em planejar e executar tratamentos com excelência. Assim, as amostras das empresas são tendenciosas, pois os tratamentos de referência são - em grande parte - de qualidade duvidosa. A conclusão natural é que os algoritmos são enviesados pelos maus resultados dos tratamentos e precisam de melhorar consideravelmente antes de poderem ajudar significativamente os ortodontistas a obterem excelentes resultados nos tratamentos.

Além disso, os algoritmos de IA não incorporam efetivamente muitas ferramentas ortodônticas, limitando assim as ferramentas e estratégias de tratamento, tais como a ancoragem esquelética, extracções dentárias e procedimentos de restauração integrados. Este facto está, pelo menos parcialmente, associado às limitações mecânicas dos alinhadores para controlar determinados movimentos dentários.

Os efeitos da IA na medicina dentária são frequentemente difíceis de aplicar. A maioria das actuais aplicações de IA para medicina dentária apenas fornece uma única informação, que apenas orientará parcialmente a intrincada e necessária tomada de decisões em matéria de cuidados clínicos.[44] Além disso, ainda existem preocupações relativamente à transparência e às responsabilidades.

O algoritmo deve ser treinado com uma enorme quantidade de dados rotulados para ser exato. O algoritmo deve ser treinado com uma enorme quantidade de dados rotulados para ser preciso. É necessário obter o consentimento do paciente antes de utilizar as suas radiografias para o desenvolvimento da IA. Há sérias preocupações de que o sector dos cuidados de saúde e as companhias de seguros possam utilizar os dados dos pacientes de forma pouco ética para fins de publicidade direccionada e de tomada de decisões sobre prémios. E o elevado custo da IA não pode ser suportado por todos os ortodontistas

Além disso, como será corrigida uma discrepância de diagnóstico entre a tecnologia de IA e o dentista? Quem será responsabilizado por quaisquer resultados negativos provocados por um diagnóstico incorreto feito pela tecnologia de IA?

CONCLUSÃO

Até à data, têm sido feitos enormes investimentos no domínio da ortodontia e é evidente que a tecnologia de IA tem um enorme impacto neste sector. A inteligência artificial (IA) expandiu-se dramaticamente e agora tem vindo a ganhar popularidade no campo da ortodontia como uma poderosa ferramenta de resolução de problemas, ajudando no diagnóstico, planeamento do tratamento e previsão de pontos cefalométricos, etc. Embora as primeiras tentativas parecessem não ter êxito, o progresso no campo da inteligência artificial está a acelerar. A inteligência artificial tem potencial para ser uma ferramenta prática e eficaz na redução de erros e na melhoria dos cuidados prestados aos doentes. A eficiência, a exatidão, a precisão, a redução dos esforços, a poupança de tempo e um melhor acompanhamento são benefícios da IA. No entanto, a IA deve ser avaliada e aplicada cuidadosamente para evitar qualquer informação enganosa.

Embora a IA esteja a caminhar para o sucesso, não pode substituir um médico especialista num futuro próximo.

A preocupação de que as iniciativas empresariais eliminem os clínicos profissionais do sistema de saúde e reduzam os custos de tratamento através da utilização de sistemas de IA é uma das objecções mais proeminentes levantadas contra a tecnologia de IA. Por mais desenvolvimentos que se registem na utilização generalizada da IA, ainda não é possível que esta substitua a inteligência crítica e emocional humana.

REFERÊNCIAS

1. John McCarthy, "What is Artificial Intelligence?" [O que é a Inteligência Artificial? Nov 2007. http://jmc.stanford.edu/articles/whatisai/whatisai.pdf

2. W. R. Proffit, H.W. Jr. Fields, L.J. Moray (1998), Prevalence of malocclusion and orthodontic treatment need in the United States: Estimativas do inquérito NHANES III. O jornal internacional de ortodontia para adultos e cirurgia ortognática. 13. 97-106

3. História da inteligência artificial : Wikipedia

4. Turing, Alan. 1950. Computing Machinery and Intelligence. Mind 49, 433 - 460.

5. McCarthy, John; Minsky, Marvin; Rochester, Nathan; Shannon, Claude (31 de agosto de 1955), *A Proposal for the Dartmouth Summer Research Project on Artificial*

6. Ravil I. Mukhamediev, Yelena Popova. Revisão das tecnologias de inteligência artificial e de aprendizagem automática: Classification,

Restrictions, Opportunities and Challenges . Matemática 2022 *10*(15), 2552

7. Inteligência artificial: a transformação da medicina dentária atual. Khanna SS, Dhaimade PA. Jornal *indiano de investigação básica sobre medicina dentária* 2017;6:161-167

8. Inteligência Artificial em Medicina Dentária: Conceitos actuais e uma espreitadela no futuro. Alexander B, John S. *Int J Adv Res.* 2018;30:1105-1108.

9. Diagnóstico do prognóstico dentário usando inteligência artificial. Lee SJ, Chung D, Asano A, et al. *Diagnostics (Basileia)* 2022;12

10. Inteligência artificial em medicina dentária. Deshmukh S. *J Int Clin Dent Res Organ.* 2018;10:47.

12. Aplicação e desempenho da tecnologia de inteligência artificial em odontologia forense - Uma revisão sistemática. Khanagar SB, Vishwanathaiah S, Naik S, et al. *Leg Med (Tokyo)* 2021;48:101826

13. Graber TM, Vanarsdall RL. Orthodontics: Princípios e técnicas actuais. 2ª ed. St. Louis: Mosby, 1994.

14. Cohen AM, Ip HH, Linney AD. A preliminary study of computer recognition and identification of skeletal landmarks as a new method of cephalometric analysis. Br J Orthod. 1984;

15. Arık SÖ, Ibragimov B, Xing L. Fully automated quantitative cephalometry using convolutional neural networks. J Med Imaging (Bellingham). 2017;4(1):014501.

16. Nieri M, Crescini A, Rotundo R, Baccetti T, C Pierpaolo, Pratoe GPP. Factores que afectam a abordagem clínica dos caninos maxilares impactados: Uma análise de rede Bayesiana. Am J Orthod Dentofacial Orthop 2010;137:755-62

17. Wang L, Gao Y, Shi F, Li G, Chen KC, Tang Z, et al. Segmentação automatizada de imagem CBCT dentária com florestas aleatórias sequenciais guiadas a priori. Med Phys. 2016;43(1):336-46

18. Chen S, Wang L, Li G, Wu TH, Diachina S, Tejera B, et al. Aprendizagem automática em ortodontia: Introduzindo uma auto-segmentação 3D e um localizador de marcas de banda automático de imagens CBCT para avaliar a constrição maxilar em pacientes com caninos impactados unilaterais. Angle Orthod. 2020;90(1):77-84.

19. Lux C, Stellzig A, Volz D, Jäger W, Richardson A, Komposch G. A neural network approach to the analysis and classification of human craniofacial growth. Growth Dev Aging 1998;62:95-106.

20. Lakkshmanan A, Shri AA, Aruna E. Pattern Classification for Finding Facial Growth Abnormalities. In: Anais da Conferência Internacional sobre Inteligência Computacional e Pesquisa em Computação; 2013. p. 1-5.

21. Niño-Sandoval TC, Perez SV, González FA, Jaque RA, InfanteContreras C. Um método automático para a classificação de padrões esqueléticos utilizando variáveis craniomaxilares numa população colombiana. Forensic Sci Int 2016;159:e1-6.

22. Auconi P, Scazzocchio M, Caldarelli G, Nieri M, McNamara JA, Franchi L. Compreender as interacções entre as variáveis cefalométricas durante o crescimento em indivíduos da Classe III não tratados. Eur J Orthod 2017;39:395-401

23. Hyunkwang Lee , Shahein Tajmir , Jenny Lee Sistema de aprendizagem profunda totalmente automatizado para avaliação da idade óssea J Digit Imaging. 2017 Aug;30(4):427-441.

24.Caldas MDP, Ambrosano GMB, Haiter Neto F. Análise assistida por computador da idade óssea das vértebras cervicais utilizando radiografias cefalométricas em indivíduos brasileiros. Braz Oral Res. 2010;24(1):120-6

25.Spampinato C, Palazzo S, Giordano D, Aldinucci M, Leonardi R. Deep learning for automated skeletal bone age assessment in X-ray images. Med Image Anal. 2017;36:41-51.

26. H Harrar S Myers A M Ghanem Arte ou ciência? Uma abordagem baseada em provas à beleza facial humana - uma análise quantitativa para uma prática clínica estética informada Aesthetic Plast Surg 2018 Feb;42(1):137-146

27. Knight, H., Keith, O., 2005. Ranking facial attractiveness. Eur. J. Orthod. 27, 340-348.

28. Patcas R, Timofte R, Volokitin A, Agustsson E, Eliades T, Eichenberger M, et al. Facial attractiveness of cleft patients: a direct

comparison between artificial-intelligence-based scoring and conventional rater groups. Eur J Orthod. 2019;41(4):428-33.

29. Mishima H, Suzuki H, Doi M, Miyazaki M, Watanabe S, Matsumoto T, et al. Avaliação do Face2Gene utilizando imagens faciais de pacientes com síndromes dismórficas congénitas recrutados no Japão. J Hum Genet 2019;64:789-94.

30. Gurovich Y, Hanani Y, Bar O, Nadav G, Fleischer N, Gelbman D, et al. Identificando fenótipos faciais de doenças genéticas usando aprendizado profundo. Nat Med 2019;25:60-4.

31. Zhang SJ, Meng P, Zhang J, Jia P, Lin J, Wang X, et al. Machine learning models for genetic risk assessment of infants with non-syndromic orofacial cleft. Genómica Proteómica Bioinformática. 2018;16(5):354-64.

32. Proffit W R, Fields H W, Sarver DM, Contemporary orthodontics. Mosby Elsevier, 4ª ed., 2007.

33. Xie X, Wang L, Wang A. Modelagem de rede neural artificial para decidir se extrações são necessárias antes do tratamento ortodôntico. Angle Orthod. 2010;80(2):262-6.

34. Jung SK, Kim TW. Nova abordagem para o diagnóstico de extracções com aprendizagem automática de redes neurais. Am J Orthod Dentofacial Orthop. 2016;149(1):127-33.

35. MO Akçam K Takada Modelação difusa para a seleção de tipos de arnêsEur J Orthod2002

36. Kazem B. I, ; Ghaib N. H;. Garma N. M. H., "Experimental Investigation and Neural Network Modeling for Force System of Retraction T-Spring for Orthodontic Treatment"; Journal of Medical Devices ,ASME, Vol 4, 2010, pp 021001-1-7.

37. Zarei, A., El-Sharkawi, M., Hairfield, M., King, G., 2006. Um sistema inteligente para a previsão do resultado do tratamento ortodôntico. 2006 IEEE Int. Jt. Conf. Neural Netw. Proc. 2702-2706.

38. Auconi, P., Scazzocchio, M., Cozza, P., McNamara Jr, J.A., Franchi, L., 2015. Previsão dos resultados do tratamento da Classe III através da mineração de dados ortodônticos. Eur. J. Orthod. 37, 257-267.

39. Buschang, P.H., Ross, M., Shaw, S.G., Crosby, D., Campbell, P.M., 2014. Oclusão de final de tratamento prevista e real produzida com terapia de alinhador. Angle Orthod. 85, 723-727.

40. Faltin, R.M., de Almeida, M.A.A., Kessner, C.A., Faltin, K.J., 2003. Eficiência, planejamento tridimensional e previsão do tratamento ortodôntico com o Sistema Invisalign: Relato de caso. R. Clin. Ortodon.

Dent. Imprensa 2, 61-71.

41. Knoops PGM, Papaioannou A, Borghi A, Breakey RWF, Wilson AT, Jeelani O, et al. Uma estrutura de aprendizado de máquina para diagnóstico automatizado e planejamento assistido por computador em cirurgia plástica e reconstrutiva. Sci Rep. 2019;9(1):13597.

42. Choi HI, Jung SK, Baek SH, Lim WH, Ahn SJ, Yang IH, et al. Modelo inteligente artificial com aprendizagem de máquina de rede neural para o diagnóstico de cirurgia ortognática. J Craniofac Surg. 2019;30(7):1986-9.

43. Maddox TM, Rumsfeld JS, Payne PRO. 2019. Questões para a inteligência artificial nos cuidados de saúde. *JAMA*. 321(1):31-32.

37. SB Nanda AS Kalha AK Jena Modelação e análise de redes neurais artificiais (RNA) para a previsão da alteração da curvatura labial após

tratamento ortodôntico com e sem extracçãoJ Dent Spec2015321309

38. Suphatheerawatr T, Chamnannidiadha N. Perceção estética do contorno do perfil facial em pacientes com diferentes perfis faciais. J World Fed Orthod 2019;8:112-7.

39. Sriphadungporn C, Chamnannidiadha N. Perceção da estética do sorriso por leigos de diferentes idades. Prog Orthod 2017;18:8.

40. Moshiri S, Araújo EA, McCray JF, thiesen G, Kim KB. Avaliação cefalométrica do tratamento sem extração da mordida aberta anterior em adultos com invisalign. Dent Press J Orthod 2017;22:30-8.

41. R. Muller-Hartwich, T. M. Pr ¨ ager, e P.-G. Jost-Brinkmann, ¨ "SureSmile-CAD/CAM system for orthodontic treatment planning, simulation and fabrication of customized archwires," International Journal of Computerized Dentistry, vol. 10, no. 1, pp. 53-62, 2007

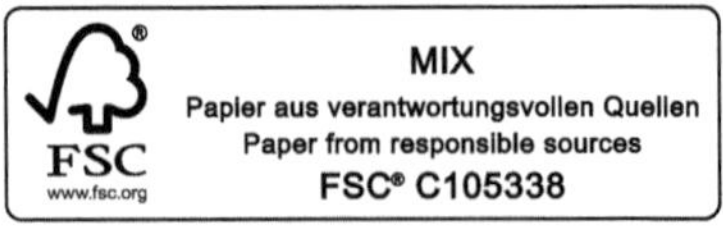

Printed by Books on Demand GmbH, Norderstedt / Germany